Comprendre la prostate

Professeur David Kirk
Dr Tony Smith

MODUS VIVENDI

IMPORTANT

Ce livre ne vise pas à remplacer les conseils médicaux personnalisés, mais plutôt à les compléter et à aider les patients à mieux comprendre leur problème.

Avant d'entreprendre toute forme de traitement, vous devriez toujours consulter votre médecin.

Il est également important de souligner que la médecine évolue rapidement et que certains des renseignements sur les médicaments et les traitements contenus dans ce livre pourraient rapidement devenir dépassés.

Paru sous le titre original de : *Understanding prostate disorders*

LES PUBLICATIONS MODUS VIVENDI INC.
55, rue Jean-Talon Ouest, 2e étage
Montréal (Québec) Canada H2R 2W8

Directeur général : Marc Alain
Design de la couverture : Catherine Houle
Infographie : Transmédia
Traduit de l'anglais par : Marie-Josée Levadoux

ISBN-13 978-2-89523-439-5

Dépôt légal - Bibliothèque et Archives nationales du Québec, 2007
Dépôt légal - Bibliothèque et archives Canada, 2007

Nous reconnaissons l'aide financière du gouvernement du Canada par l'entremise du Programme d'aide au développement de l'industrie de l'édition (PADIÉ) pour nos activités d'édition.

Gouvernement du Québec — Programme de crédit d'impôt pour l'édition de livres — Gestion SODEC

Table des matières

Les auteurs

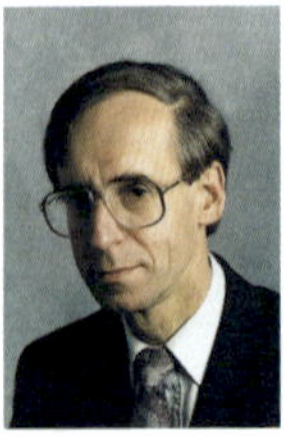

Professeur David Kirk

Le professeur David Kirk a une immense expérience et un grand intérêt dans ce domaine; il est actuellement urologue consultant à la University NHS Trust du West Glasgow Hospital. Il est également professeur honoraire à l'université de Glasgow.

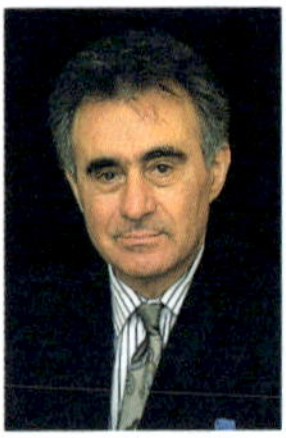

Dr Tony Smith

Rédacteur en chef des Family Doctor Publications, il a longtemps été éditeur adjoint du *British Medical Journal* et continue à y travailler en tant qu'éditeur associé. Il est l'éditeur médical de la *Complete Family Health Encyclopædia* et du *Family Doctor Home Adviser.*

Introduction

Dans la série TV très prisée des années 1970, *L'armée de papa*, le vieux soldat Godfrey était tourné en ridicule parce qu'il était toujours à la recherche d'un endroit pour aller aux toilettes. En contraste, la série TV des années 1990 *En attendant Dieu*, dont l'action se déroule dans une maison de retraite, traite avec bienveillance la misère et l'embarras de Tom dus à ses problèmes de prostate, ainsi que le plaisir qu'il ressent grâce à la réussite de son opération de la prostate.

Les comédies de situation reflètent la vie réelle. À l'époque où le capitaine Mainwaring et son équipe, dont le vieux Godfrey, faisaient fureur, les maladies de la prostate étaient une cause d'amusement qui causait de l'embarras et un sujet tabou en bonne société. On en parlait rarement ouvertement. Les symptômes sont embarrassants et les hommes qui ont été élevés dans l'optique du « sexe fort », perçoivent souvent la maladie, surtout celles touchant cette partie du corps, comme dégradante et honteuse. Quoi qu'il en soit, les symptômes sont si courants que nous avons sans doute tous des amis qui en sont affectés et qui pensent que c'est le lot inévitable et incurable de la vieillesse. Lorsque nous voyions la souffrance de Tom, ce que nous observions en fait était le changement d'attitude du public, des médias et, il faut bien l'admettre, de nombreux médecins, face à ce problème. Il y a maintenant des articles sur le sujet dans presque tous les journaux et magazines, et les gens célèbres qui ont eu des problèmes de prostate font littéralement la queue pour relater leurs expériences.

La publicité qui entoure le cancer de la prostate de célébrités comme David Steele et Rupert Murdoch reflète le chemin parcouru. En 1997, le correspondant médical d'un grand quotidien subissait lui-même une opération pour un cancer prostatique et en décrivait l'expérience. De nouveaux tests permettent de faire un diagnostic précoce de ce cancer, les États-Unis ont leur « Semaine de sensibilisation au cancer de la prostate », et beaucoup d'hommes recourent maintenant à la chirurgie pour traiter une affection précoce. Le même processus a lieu en Grande-Bretagne, mais plus lentement. Pendant pas mal de temps, les tests de dépistage du cancer étaient déconseillés officiellement par le SNS. Pourquoi ? Parce que l'intérêt des médias pour le « cancer » éclipsait le fait important que chez la plupart des patients, les symptômes ne signifient pas la présence d'un cancer incurable. Ce sont habituellement les signes cliniques d'une condition bénigne qui répond très bien à un traitement. De totalement négligés, les troubles prostatiques sont devenus pour beaucoup de gens une cause de souci inutile.

Il y a une vingtaine d'années, le seul soin disponible pour traiter l'hyperplasie prostatique bénigne (HPB), la forme la plus courante de la maladie prostatique, était la chirurgie. Elle effrayait beaucoup d'hommes et c'est la raison pour laquelle ils négligeaient leurs symptômes. Les traitements actuels ont été très publicisés, comme tout ce qui est nouveau, et les gens qui auparavant redoutaient d'en parler, se sont mis à rechercher de l'aide. Par contre, cette publicité a trop augmenté leurs espérances et beaucoup sont déçus. Pour la plupart des hommes, la chirurgie, une expérience sans danger, est la meilleure solution.

Ce livre traite des maladies de la prostate, des problèmes qu'elles posent et de ce qui peut être fait à leur sujet. Les problèmes prostatiques ne sont pas des choses à craindre et il n'y a pas à en avoir honte. Nous voulons moins de Godfrey stoïques, moins de Tom gênés et misérables, et plus de Tom heureux après leur traitement réussi.

POINTS CLÉS

- Les hommes qui ont des symptômes prostatiques ne doivent pas être embarrassés d'en parler avec leur médecin.
- Les nouveaux traitements disponibles améliorent la qualité de la vie.

La prostate et ses problèmes

Qu'est-ce que la prostate ? La plupart des gens en ont entendu parler, mais ignorent à quoi elle sert, et beaucoup ne savent pas même où elle se trouve. Les médecins et les scientifiques n'en comprennent pas totalement les fonctions; il y a donc encore beaucoup à apprendre à son sujet et sur les maladies qui l'affectent.

La prostate est une petite glande située juste sous la vessie. Elle sécrète un liquide clair (qui entre dans la composition du *sperme*) qu'elle déverse dans l'urètre au

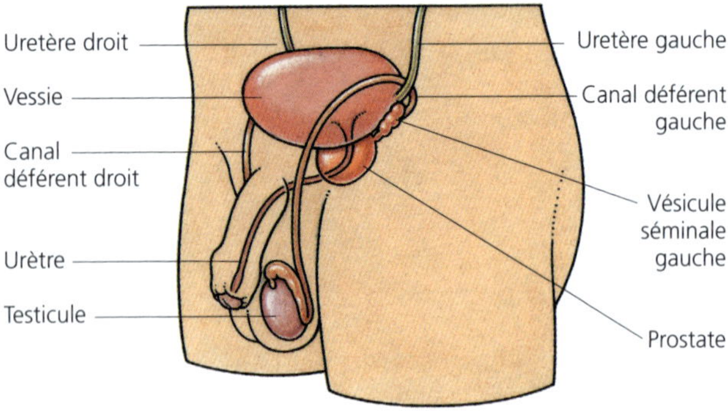

Position de la prostate par rapport à d'autres organes dans la partie inférieure du corps

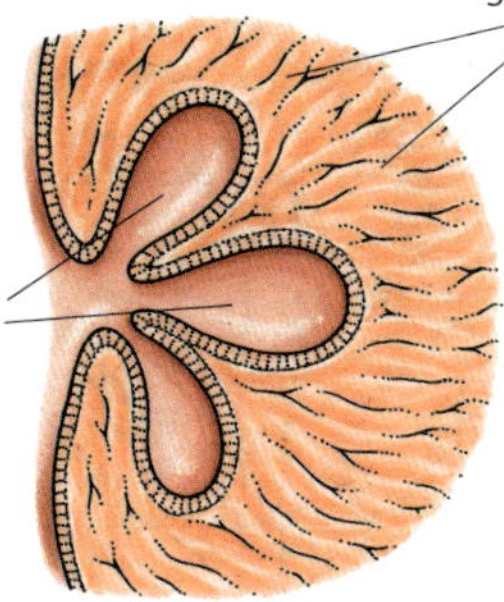

Glandes et stroma de la prostate

moment de l'excitation sexuelle. Ce liquide alcalin précède les spermatozoïdes. Pour fonctionner, la prostate a besoin des hormones sécrétées par les testicules, et si elles sont basses, la prostate rétrécit. Le liquide des glandes est créé dans l'*épithélium* (couches de cellules spéciales appelées cellules épithéliales). Dans toutes les glandes, l'épithélium est entouré par du tissu conjonctif appelé *stroma*. Dans la prostate, ce stroma contient des fibres musculaires qui peuvent affecter les symptômes des troubles prostatiques. L'épithélium et le stroma augmentent si la prostate grossit. De plus, bien qu'ayant l'air d'être un organe unique, la prostate a deux parties distinctes qui sont sujettes à des maladies différentes.

Bien que cela puisse sembler un peu compliqué, il est utile de comprendre les problèmes prostatiques potentiels et leurs traitements, si on l'imagine composée d'une partie interne et d'une partie externe (voir ci-dessous), toutes deux composées de glandes (épithélium) entourées par un tissu (stroma) musculaire.

Près de la prostate se trouvent deux muscles importants appelés *sphincters*. Ils contrôlent la vessie en empêchant l'urine de s'écouler. Ils favorisent aussi l'expulsion du sperme au moment de l'orgasme. Le muscle placé

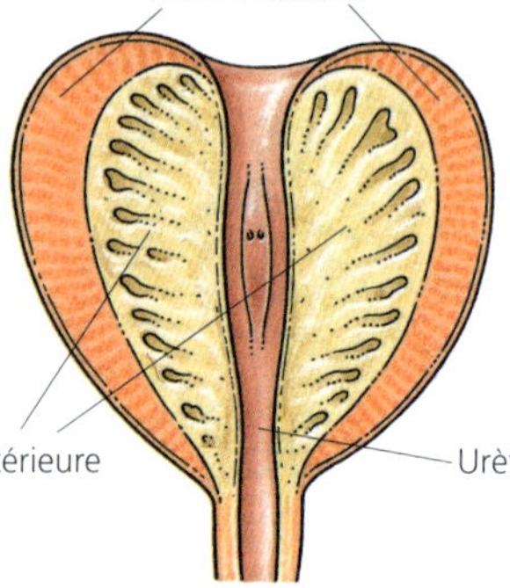

Coupe de la prostate montrant ses deux parties.

sous la prostate ou *sphincter vésical externe* est particulièrement important pour empêcher la fuite de l'urine.

Pourquoi la prostate cause-t-elle des ennuis ?

Lorsqu'un homme vieillit, sa prostate s'élargit. Ce phénomène a généralement lieu après 50 ans, et touche donc principalement les personnes âgées. Le fait que la prostate s'élargisse n'est pas important en soi et les troubles qui s'ensuivent ne dépendent pas forcément de sa taille. Cependant, comme la prostate entoure le canal de l'*urètre*, lorsqu'elle s'élargit, elle appuie dessus et rétrécit l'ouverture à la vessie. On appelle cela la *miction* et il en résulte un ralentissement de l'écoulement des urines (l'écoulement des urines est parfois appelé « miction »).

Troubles de la miction (ou signes obstructifs)

Comme l'obstruction survient graduellement, elle passe relativement inaperçue. L'homme notera que son jet d'urine va moins loin que dans sa jeunesse et qu'il est moins puissant. L'aggravation de la situation entraînera

Troubles de la miction causés par l'obstruction directe de la vessie par la prostate

- Jet pauvre : force du jet d'urine réduit, va moins loin, et tombe parfois sur les chaussures.
- Hésitation : difficulté à démarrer la miction.
- Égouttement final : difficulté à finir la miction; l'urine sort encore sous forme de jets ou de gouttes retardataires. De temps à autre un second grand volume d'urine est évacué (appelé *pis en deux*).
- Vidange inachevée : après la miction, sentiment d'avoir encore de l'urine dans la vessie.

d'abord un temps d'attente avant l'expulsion (appelé *hésitation*), puis une difficulté à « finir » la miction, avec parfois un égouttement ennuyeux. Il peut y avoir l'impression d'un résidu d'urine dans la vessie (*vidange inachevée*).

Troubles du « stockage » des urines (ou signes irritatifs)

Les signes obstructifs décrits ci-dessus ne sont pas toujours ennuyeux. Par contre, la vessie doit travailler plus dur pour surmonter l'obstruction et au bout d'un moment, cela affectera son comportement. Certains patients développent des troubles de *retenue*. Ils ont très souvent envie d'uriner (*fréquence*) avec une impression d'urgence (*urgence*) qui peut empirer jusqu'à l'incontinence. Si ces symptômes continuent la nuit (*nycturie*), la perte de sommeil devient également un problème.

Comme le soldat Godfrey l'a découvert, c'est une vraie calamité, non seulement pour la personne qui devra éviter les longs voyages et prévoir des arrêts

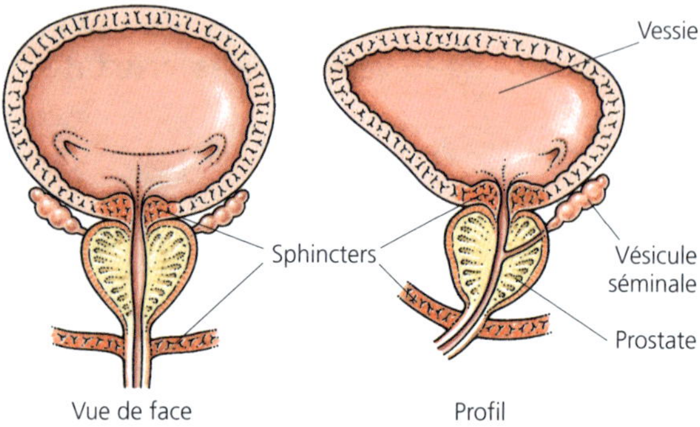

Les sphincters autour de la prostate empêchent une fuite des urines et expulsent le sperme à l'orgasme.

toilettes pendant ses courses, mais aussi pour sa famille, ses amis et ses collègues qui ne seront pas toujours très compatissants.

En fait, les amis et les parents sont souvent plus conscients du problème que la victime elle-même qui ajuste lentement ses activités pour gérer ses symptômes et qui les accepte comme faisant partie de la vie.

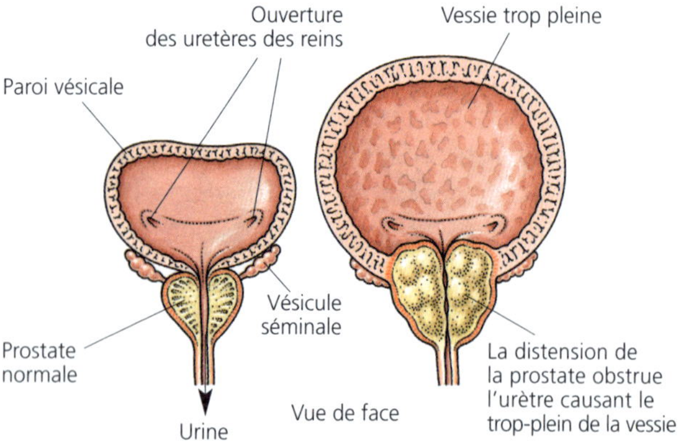

Prostate normale et prostate élargie obstruant la vessie.

C'est souvent l'épouse qui envoie le mari consulter, car ses nuits sont également perturbées par les voyages répétés aux toilettes.

Rétention aiguë d'urine

Il arrive qu'un homme qui a une prostate élargie soit brutalement incapable de vider sa vessie. Celle-ci reste pleine et devient très douloureuse, c'est la rétention aiguë.

La raison de cette rétention peut parfois être identifiée. C'est une complication courante des opérations chirurgicales ou provient du fait d'être cloué au lit, par exemple par une infection poitrinaire. Elle peut aussi être causée par une constipation.

Certains hommes font une rétention lorsque leur vessie devient trop pleine, par exemple lors d'un long voyage. Avant la création des autoroutes, les hôpitaux situés au bord des routes de vacances encombrées admettaient des hommes souffrant de rétention tous les samedis de la saison. Maintenant, nous avons des autoroutes et toujours autant d'embouteillages, mais l'introduction des toilettes dans les autobus a fait une grande différence.

Le froid est un autre problème. La rétention surgit parfois chez les hommes qui assistent à un mariage en hiver, au moment où, après quelques apéritifs, il y a l'attente inévitable au froid à la sortie de l'église pendant que le photographe fait son travail. Les grandes quantités de liquides, surtout d'alcool, remplissent la vessie très rapidement. Les *diurétiques*, médicaments prescrits pour éliminer les liquides excessifs du corps dans les symptômes cardiaques ou poitrinaires, causent aussi la rétention.

Malgré tout cela, la rétention arrive souvent sans raison apparente chez des hommes qui jusque-là n'avaient pas été tracassés par leur prostate, peut-être parce qu'ils avaient les symptômes obstructifs les moins ennuyeux. La raison de la rétention est un mystère. Il semblerait que l'arrêt total provienne d'une petite infection ou de la cause de la distension de la prostate.

Rétention chronique

La rétention indolore (*rétention chronique*) des urines se déroule sur des mois ou des années; la vessie se remplit lentement jusqu'à atteindre quatre ou cinq fois sa taille normale. Les patients ne se rendent habituellement pas compte du phénomène, mais parfois la vessie est trop pleine et elle laisse échapper l'urine, causant l'incontinence. Dans certains cas, la pression dans la vessie augmente et endommage les reins. C'est assez rare, car peu d'hommes à troubles prostatiques sont susceptibles de développer une insuffisance rénale; néanmoins, il est bon de recevoir un soin approprié immédiat pour en éliminer la menace.

Troubles du stockage dus à une suractivité de la vessie

- Fréquence : espace de temps anormalement court entre les mictions.
- Nycturie : être réveillé la nuit par le besoin d'uriner.
- Urgence : besoin impérieux d'uriner sans pouvoir se retenir. Peut mener à des fuites (incontinence).

Les signes irritatifs sont parfois accompagnés d'une sensation de miction inachevée, même si la vessie est vide.

Autres complications

Si la vessie ne peut pas se vider correctement, les résidus d'urine peuvent s'infecter ou former des cristaux qui se développeront en calculs. L'infection entraîne une sensation de brûlure ou *dysurie* au passage des urines.

On peut avoir recours à la chirurgie en cas d'infections répétées, bien qu'elles soient souvent un symptôme de prostatite (voir p. 85). Il arrive qu'une grosse prostate saigne, mais c'est généralement dû à une autre cause et tout saignement doit toujours être examiné. Des saignements répétés induisent parfois une intervention, mais c'est très rare.

Pourquoi la prostate grossit-elle ?

Hyperplasie prostatique bénigne

Chez la plupart des hommes, la prostate grossit lorsqu'ils vieillissent. Au microscope, ce grossissement bénin (simple, non cancéreux) est perçu comme des changements appelés *hyperplasie prostatique bénigne* (HPB). La raison exacte de cet élargissement est inconnue, mais il semble dû aux effets des hormones mâles, car il ne survient pas chez les hommes châtrés dans leur jeunesse. La plupart des hommes de plus de 80 ans ont une distension, mais seuls la moitié d'entre eux ont des symptômes.

Lorsque la prostate grossit, l'épithélium et le stroma se développent (voir p. 5). Parfois la glande n'est guère plus grosse, et les symptômes semblent venir du muscle qui, lors de la contraction du stroma, resserre l'ouverture de la vessie et l'urètre.

L'HPB se développe dans la partie interne de la glande (voir p. 5) qui, en grossissant, aplatit la partie externe en une coquille mince appelée *capsule*. L'HPB ne sort jamais de la glande. Quelle que soit la taille de la prostate, elle reste entourée par la capsule comme une

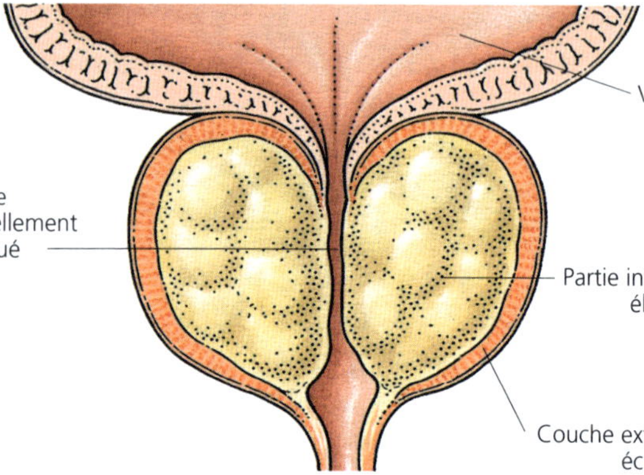

Prostate élargie montrant comment l'HPB réduit la glande externe à une « capsule ».

châtaigne dans sa coquille. À l'examen, la glande atteinte d'HPB a une surface douce, est de forme égale et a un toucher plutôt caoutchouteux.

À moins de ressentir les symptômes décrits précédemment dans ce chapitre, le patient ayant une prostate élargie ne remarquera rien d'inhabituel si elle semble fonctionner normalement.

Cancer de la prostate

La prostate est l'un des organes qui peuvent développer des tumeurs cancéreuses. Elles se développent habituellement dans la partie externe de la glande (voir p. 5) et ne bloqueront pas l'urètre au début. Beaucoup d'hommes qui ont des tumeurs ont également une HPB dans la partie interne de la glande, et c'est souvent grâce à ces symptômes qu'on découvre le cancer.

La fine couche de tissu qui entoure cette partie externe est aussi appelée *capsule*. La tumeur reste

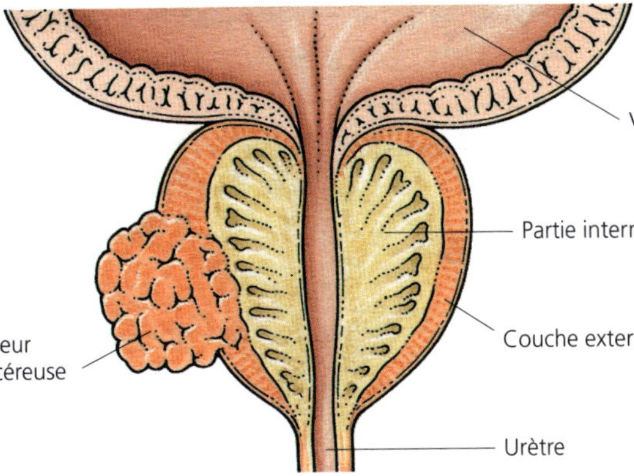

Cancer de la prostate dans sa partie externe

d'abord à l'intérieur de cette capsule puis, en grossissant, la traverse et se répand dans les tissus environnants. Elle peut aussi se répandre par des cellules indépendantes. Prisonnières des glandes lymphatiques près de la prostate, ces cellules y développeront des tumeurs secondaires (métastases). Une tumeur peut également se propager aux os du dos et du bassin par les vaisseaux sanguins.

Un médecin suspectera une tumeur s'il sent une masse dure dans la prostate ou si la prostate entière est dure et de forme inégale. Les toutes petites tumeurs sont impossibles à détecter.

Prostatite

L'inflammation de la prostate (*prostatite*) due à une infection ou à d'autres causes est fréquente et peut survenir à n'importe quel âge. Elle cause parfois des symptômes comme la cystite – sensation de brûlure lors de la miction. Chez les hommes âgés, elle fera empirer les symptômes prostatiques. La prostatite peut aussi causer des symptômes très vagues et être difficile à diagnostiquer. Pour plus de détails, voir la page 85.

POINTS CLÉS

- Les symptômes prostatiques sont la « miction » et le « stockage ».
- Les troubles principaux sont l'hyperplasie prostatique bénigne (HPB), le cancer et la prostatite.

Autres causes des symptômes prostatiques

Bien que nous traitions le sujet des symptômes prostatiques, le problème d'urination peut être dû à toutes sortes de choses; c'est la raison pour laquelle les généralistes et les médecins résidents effectuent des tests spécifiques pour confirmer que la source est bien la prostate.

Autres causes d'obstruction

Rétrécissement urétral

Indépendamment de l'hyperplasie prostatique bénigne (HPB), la condition la plus susceptible de causer un blocage est un *rétrécissement urétral*. Il s'agit d'une zone rétrécie par une cicatrisation qui peut être n'importe où, du dessous de la prostate jusqu'à l'intérieur du pénis.

Les rétrécissements peuvent provenir de blessures – soit d'un coup direct comme lors d'une chute à califourchon sur une barrière ou sur une branche d'arbre, soit d'os fracturés dans le bassin près de la vessie et de l'urètre. Ils peuvent provenir d'une infection, y compris une MTS. Une cause courante est l'insertion d'un petit tube (*cathéter*) dans la vessie – cela est fait lors de certaines opérations, dont la chirurgie cardiaque. Un rétrécissement peut aussi se produire après des opérations à la prostate elle-même.

Ce qui cause le rétrécissement a pu se produire des années auparavant, et il est important de s'en souvenir avant une visite à l'hôpital, car le médecin a besoin de le savoir. Il n'y a pas d'âge pour un rétrécissement et c'est la première chose qui vient à l'esprit des médecins lorsqu'un jeune homme a des symptômes prostatiques.

Calculs et autres conditions de la vessie

Un calcul (caillou) dans la vessie causera un blocage soudain, avec soit une rétention d'urine soit des symptômes graves intermittents. Un calcul peut aussi être une complication de l'HPB.

Une tumeur dans la vessie se propage rarement dans la prostate, et ce serait associé à d'autres symptômes, tels que des saignements.

Causes des symptômes urinaires non dus à l'obstruction

Les symptômes prostatiques ne devraient pas être tolérés en raison de « l'âge », et certains d'entre eux ont en fait d'autres causes. Lorsque les gens vieillissent, leurs fonctions corporelles se détériorent, et cela inclut la vessie, et des symptômes de retenue (fréquence, urgence, etc.) sont plus susceptibles de se produire.

Un problème courant est le besoin d'uriner la nuit. Ceci affecte les hommes âgés autant que les femmes âgées, et beaucoup d'hommes qui ont eu des opérations de la prostate sont déçus de constater qu'ils doivent toujours se lever la nuit. Les personnes plus âgées ont tendance à dormir moins bien; elles urinent

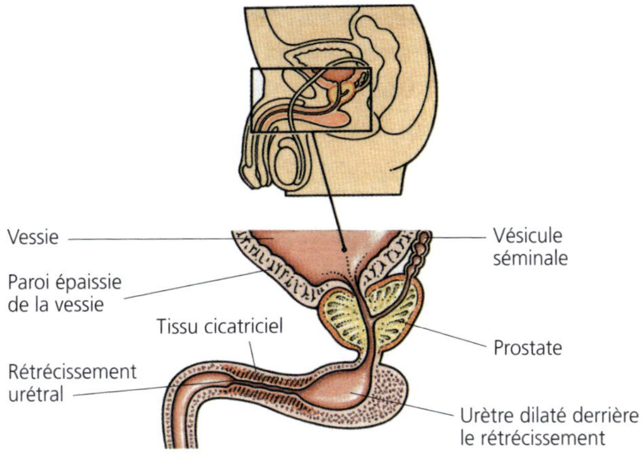

Les rétrécissements urétraux sont des zones de l'urètre rétrécies par une cicatrisation, qui limitent ou empêchent l'écoulement des urines.

parce qu'elles sont éveillées, plutôt que d'être réveillées par le besoin. Parfois les reins ont du mal à limiter la quantité d'urine produite pendant la nuit; certains médicaments augmentent aussi cette quantité.

Les maladies comme le diabète tardif augmentent la production d'urine et affectent le nombre de fois où la vessie doit être vidée. Certaines maladies du système nerveux, dont les attaques cardiaques et la maladie de Parkinson, affectent aussi la vessie.

Un changement de style de vie est parfois source de problèmes. À la retraite, beaucoup d'hommes se mettent à boire plus de thé ou de café, ou se rendent dans les cafés pour déjeuner. Plus de liquide ingurgité signifie plus de liquide à faire ressortir – d'où le besoin d'uriner plus souvent.

Un problème de vessie n'est pas une caractéristique inévitable de la vieillesse. Et même lorsqu'il est dû à la prostate, la chirurgie n'est pas le traitement infaillible pour chaque symptôme urinaire; parfois l'opération doit être évitée, car elle ferait empirer les choses. La condition doit être correctement évaluée avant tout traitement – et le chapitre suivant décrit les procédures utilisées, ce pour quoi elles sont faites et ce que signifient les résultats.

Le sang dans les urines

Il est très important de ne pas considérer le sang dans les urines (*hématurie*) comme un « symptôme prostatique », parce qu'environ un tiers des personnes examinées par des urologues s'avèrent avoir quelque chose de potentiellement grave – comme une tumeur dans la vessie ou (moins souvent) dans les reins. Beaucoup ne sont pas cancéreuses et se traitent facilement. Dans tous les cas, plus le diagnostic est précoce, plus la guérison est probable et plus le traitement sera simple.

Le sang dans les urines est habituellement examiné par un procédé radiologique appelé *urogramme avec intraveineuse* ou par une échographie (ou les deux) suivi d'une cystoscopie (voir p. 30). Si vous voyez du sang dans vos urines, ne négligez pas le fait même si cela disparaît – consultez votre médecin immédiatement.

Parfois, du sang invisible à l'œil nu est découvert lors d'une analyse d'urine. Bien que ce soit incontestablement dû à quelque chose de moins grave que dans le cas d'un saignement visible, il vaut mieux faire un examen.

POINTS CLÉS

- Les rétrécissements urétraux, les calculs et les tumeurs de la vessie peuvent causer des symptômes prostatiques.
- La détérioration des fonctions corporelles associées au vieillissement et aux changements de style de vie peuvent aussi en causer.

Investigation de la prostate

Si vous avez passé la cinquantaine, vous vous demandez peut-être, à ce point de la lecture, si vous devez faire examiner votre prostate. Regardez la charte ci-contre. Si vous répondez « oui » à seulement une ou deux questions, vous n'avez pas besoin de vous inquiéter. Effectuez simplement des bilans de santé routiniers incluant un examen de la prostate, surtout si vous avez plus de 75 ans. Si vous avez plus de mauvais symptômes, vous devez faire quelque chose.

Consultez d'abord votre généraliste, et s'il suspecte un problème de prostate, il vous enverra voir un *urologue* – un chirurgien spécialisé dans les maladies de la prostate, des reins, de la vessie et des organes génitaux masculins. L'urologue découvrira si vos symptômes proviennent d'un élargissement de la prostate et si celui-ci est bénin, et décidera du traitement approprié. Vous devrez répondre à des questions (*l'historique*), être examiné et passer des tests spéciaux.

La plupart des services d'urologie ont une consultation spéciale d'évaluation de la prostate. Elle peut être gérée par un infirmier et vous ne verrez pas nécessairement un médecin à votre première visite. L'infirmier

Questions d'auto-évaluation

Pensez-vous avoir des difficultés à commencer à uriner ?	Oui	Non
Pensez-vous que l'urine met trop longtemps à s'écouler ?	Oui	Non
Urinez-vous par à-coups ?	Oui	Non
Avez-vous un égouttement incontrôlable après avoir essayé de vous arrêter ?	Oui	Non
Êtes-vous réveillé plus de deux fois par nuit par le besoin d'uriner ?	Oui	Non
Devez-vous parfois vous précipiter aux toilettes pour uriner ?	Oui	Non

Courtoisie du Forum de la prostate

organisera les examens, il en fera sans doute une partie lui-même, puis vous fixera un rendez-vous pour voir l'urologue un autre jour. L'urologue aura les résultats de vos tests et pourra prendre une décision plus rapidement quant au traitement. Cette première visite vous donnera aussi l'occasion de reconsidérer vos symptômes, et de vous en rappeler d'autres, le cas échéant. Connaissant de mieux en mieux les problèmes de prostate mineurs, les généralistes envoient souvent leurs patients à une consultation d'évaluation en demandant à ce que les résultats leur soient envoyés. De ce fait, vous n'aurez pas toujours besoin de voir un urologue. Quoi qu'il en soit, ne vous inquiétez pas s'il y a un délai avant de pouvoir voir un urologue. Les consultations sont organisées pour gérer en priorité les problèmes urgents et, si c'est votre cas, vous serez vu rapidement. Il semblerait que les hommes soient vus plus rapidement dans une consultation d'évaluation que par un urologue, ce qui signifie que les problèmes sont évalués plus vite que dans le passé.

L'histoire

Les symptômes du patient sont importants pour qu'un médecin puisse faire un diagnostic correct et décider si et comment la condition doit être traitée. Réfléchissez donc à vos symptômes avant de voir votre généraliste ou d'aller à la consultation pour pouvoir mieux répondre aux questions.

Il est également important de dire clairement pourquoi vos symptômes vous préoccupent. Certains hommes veulent simplement être rassurés et savoir qu'ils n'ont rien de grave; dans ce cas, ils ne veulent souvent pas de traitement. D'autres ont des symptômes si inconfortables qu'ils en veulent un désespérément.

Si vous êtes dans la première catégorie, n'ayez pas peur de le dire. Le médecin ne s'en offusquera pas, et cela évitera un malentendu qui pourrait l'induire à vous donner un mauvais conseil.

Questionnaires sur les symptômes

Un questionnaire standard vous sera donné à remplir sur papier ou à l'ordinateur. Certains hôpitaux vous fournissent le questionnaire à l'avance, puis une personne révise les réponses et s'occupe de tout ce qui n'est pas clair.

Les questions sont conçues pour découvrir quel est le problème et la sévérité des symptômes. La sévérité reçoit un chiffre, puis les chiffres de toutes les questions sont ajoutés pour donner un « *score* » qui est la mesure de la gravité du problème. Les questions sur votre état de santé général sont aussi importantes, surtout si une opération est envisagée.

Examen

Vous devrez passer un examen général, y compris une vérification de la tension artérielle. Il peut être fait par votre généraliste avant que vous soyez envoyé à l'hôpital, puis l'urologue vous examinera également avec soin lors de votre visite. Son examen couvrira votre abdomen – pour s'assurer que votre vessie n'est pas élargie – , votre pénis et vos testicules. Un rétrécissement de l'anneau cutané du prépuce – *phimosis* – cause parfois des symptômes similaires à ceux des symptômes prostatiques, et la circoncision sera le seul traitement à faire.

La partie finale de l'examen sera un toucher de la prostate. Dans le passé, il était réalisé seulement par un médecin, mais les infirmiers qui travaillent dans ces consultations d'évaluation sont spécialement formés pour effectuer cet examen. Ils font cela constamment et sont très habiles à détecter les problèmes urgents; votre généraliste, ainsi que l'urologue quand vous le verrez, referont cet examen pour s'assurer des résultats. Vous en avez sans doute entendu parler. Beaucoup d'hommes le redoutent, ce qui est une des raisons pour laquelle ils ignorent leurs symptômes. Il est normal d'appréhender ce type d'examen, mais le personnel hospitalier est conscient de son côté embarrassant et qui manque de dignité, et il l'effectuera aussi discrètement que possible. Si vous avez un problème avec votre anus – tels qu'hémorroïdes ou douleur quand vous ouvrez vos intestins – mentionnez-le à la personne qui fait l'examen.

On vous demandera de vous allonger sur le côté gauche. Il est important de vous détendre autant que possible. Avoir les genoux repliés permet de mieux sentir la prostate. L'infirmier portera un gant de chirurgien sur lequel il aura mis un gel pour que le doigt glisse facilement.

L'examen dure quelques secondes et permet de connaître la taille de votre prostate et si elle est élargie à cause d'une HPB ou d'autre chose. Normalement la prostate n'est pas sensible, mais si le médecin soupçonne une prostatite, il vous demandera si le toucher est douloureux; il arrive même que la prostate soit massée durant l'examen pour obtenir un échantillon de sécrétion. Le rectum peut aussi être examiné.

Tests

Le médecin connaît maintenant vos symptômes, leur degré de gêne, à quoi ressemble votre prostate à l'examen et votre état de santé général. Il aura une bonne idée du problème, mais demandera des tests pour le confirmer et l'aider à concevoir votre traitement. Certains tests sont faits dans tous les cas, d'autres seulement dans certaines situations.

Vous devrez donner un échantillon d'urine – il peut être collecté au moment du test d'écoulement (voir ci-dessous). Un test sanguin est habituellement fait pour contrôler le fonctionnement des reins et mesurer une substance appelée *antigène prostatique spécifique* (APS). L'APS est si important qu'un chapitre entier lui est consacré (voir p. 50). Les résultats du test sanguin prennent habituellement quelques jours.

Mesure de l'écoulement de l'urine

Si la prostate obstrue l'ouverture de la vessie, elle ralentira l'urination. Pour cet examen on utilise une machine. Le test est très simple – vous urinez dans un récipient à col entonnoir, comme si vous étiez aux toilettes, et les mesures se font automatiquement.

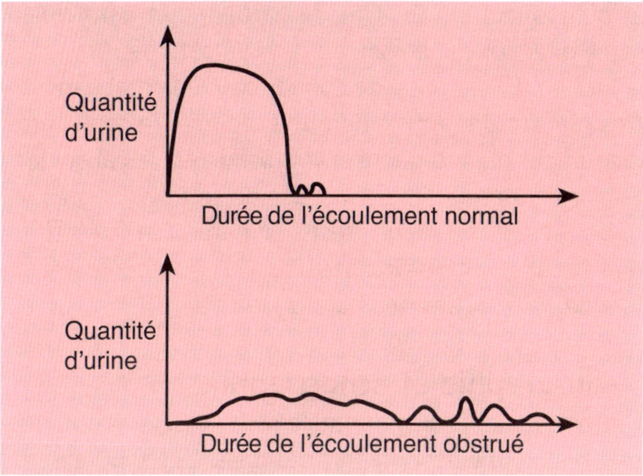

Mesures de l'écoulement de l'urine. Haut : écoulement normal; bas : écoulement chez un homme dont l'hypertrophie bénigne de la prostate entraîne une grave obstruction.

Le test est précis seulement si une grande quantité d'urine est produite. C'est donc une bonne idée de boire abondamment avant d'aller à l'hôpital et si vous pouvez y aller avec la vessie pleine, c'est encore mieux. Ne vous inquiétez pas si vous n'êtes pas prêt – on vous donnera beaucoup d'eau et on vous fera attendre jusqu'à ce que votre vessie soit pleine avant de faire le test. Si, alors que vous êtes dans la salle d'attente, vous ressentez le besoin impérieux d'uriner, dites-le au personnel de la consultation. Ils vous feront faire le test immédiatement.

La première fois que vous faites le test, il se peut que vous sortiez peu d'urine. Si cela arrive, puis si quelques minutes plus tard vous ressentez un besoin urgent d'uriner, n'allez pas aux toilettes, prévenez le personnel pour réutiliser la machine ! Quand vous urinez dans la machine, détendez-vous – le stress affecte la lecture. Essayez de garder le jet dans une seule direction : le laisser « errer » de côté peut fausser la lecture. Évitez aussi de cogner contre la machine. Ces précautions vous aideront à produire un bon enregistrement qui indiquera si la prostate est la cause de l'obstruction ou non. L'avantage de cette visite préliminaire est que, si l'un des tests, en particulier la mesure de l'écoulement, est insuffisant, vous pourrez le refaire lors de votre visite chez l'urologue.

Radiographie et échographie

Certains patients devront également passer une radiographie ou une échographie des reins. La radiographie, appelée « urogramme avec intraveineuse », qui implique l'injection d'un produit de contraste pour révéler les reins aux rayons X, est faite seulement dans certaines circonstances – par exemple, si vos urines contenaient du sang. La plupart du temps, l'urologue utilisera l'échographie. C'est très facile à faire, il suffit de passer une petite sonde à l'avant et à l'arrière de votre abdomen.

L'échographie est également utilisée pour mesurer à quel point la vessie se vide. L'examen sera fait en même temps que celui des reins ou lors de la consultation au moyen d'une petite machine portative.

Une radiographie de l'abdomen est parfois réalisée, si le médecin veut voir s'il y a des calculs dans la vessie ou dans les reins. Comme elle montre aussi l'emplacement de la vessie, elle est souvent faite juste après le test d'écoulement comme une autre manière de vérifier à quel point la vessie est vide.

Autres tests

D'autres tests seront parfois nécessaires. Un UIV sera fait si du sang a été trouvé, si on soupçonne des calculs rénaux ou si une anomalie rénale est découverte à l'échographie.

Échographie prostatique transrectale

Une *échographie prostatique transrectale* (TRUS) est un examen qui a pour but d'observer la prostate grâce à une sonde à ultrasons passée dans le rectum. Au besoin, une fine aiguille sera insérée dans la prostate pour prélever un fragment de tissu à examiner au microscope (*ponction échoguidée*). Ce test sera réalisé en cas de besoin de la mesure précise de la taille de la prostate ou si un cancer est suspecté. Certaines cliniques d'urologie ont une machine portative et font ce test sur la plupart des patients qui ont des troubles de la prostate.

Imagerie par résonance magnétique (IRM)

C'est une technique nouvelle d'imagerie médicale. Elle est normalement utilisée lorsqu'un cancer de la prostate est suspecté ou a été diagnostiqué. À l'instar de l'échographie prostatique transrectale, elle donne une image assez précise de l'aspect de la prostate, mais elle ne peut pas être utilisée pour une biopsie. Elle est également utile quand on suspecte une diffusion du cancer hors de la prostate (voir p. 59). Pour réaliser une IRM, vous devez vous allonger dans un tunnel étroit en métal pendant un certain temps. Le test est déconseillé aux personnes claustrophobes et si c'est votre cas, dites-le à votre médecin. Comme cela implique des phénomènes magnétiques, l'IRM n'est également pas appropriée aux gens qui ont un appareil électronique implanté, tel qu'un stimulateur cardiaque. Si une IRM n'est pas possible, on peut faire une TO (tomographie par ordinateur), mais le test est moins fiable. De meilleures images de la prostate seront obtenues en insérant une sonde d'IRM spéciale dans le rectum, comme pour l'échographie prostatique transrectale. Mais cette sonde est beaucoup plus grande et plus inconfortable. Elle est aussi beaucoup plus chère, car on ne peut l'utiliser qu'une seule fois. Cette forme particulière d'IRM n'est pas très répandue, car il n'y a aucun accord du corps médical quant à ses avantages.

Cystométrogramme

Un test important appelé *cystométrogramme* (ou *mesure de la dynamique urinaire*) est souvent nécessaire. Un cathéter inséré dans l'urètre mesure la pression dans la vessie. La pression est tout d'abord mesurée alors que la vessie est remplie de liquide.

Le test montrera parfois des spasmes d'augmentation de la pression, une condition appelée *vessie instable*, qui est une cause de la fréquence et de l'urgence. C'est l'une des choses qui peuvent se produire quand une HPB obstrue l'urètre, et il y a de fortes chances qu'elle s'améliore avec une opération de la prostate. Mais il y a aussi d'autres raisons pour avoir une vessie instable et dans ce cas une opération ne l'améliorera pas et pourrait même faire empirer les symptômes.

Mesurer la pression alors que l'urine est en train de s'écouler est également important. Un écoulement faible (voir le schéma de la page 25) est souvent dû à un blocage par HPB. La vessie doit travailler plus durement, et la pression est plus forte que d'habitude. Mais un écoulement faible n'est pas toujours dû à une obstruction par la prostate. Il arrive que la vessie soit faible et de ce fait la pression sera inférieure à la normale. C'est une autre condition qui ne bénéficiera pas d'une opération de la prostate.

Parfois c'est l'inverse qui se produit – la vessie travaille très dur et crée une telle pression que le taux d'écoulement est bon. Dans ce cas, l'opération de la prostate est très importante.

Un cystométrogramme n'est pas très agréable, car il implique un cathéter dans la vessie et un tube dans le rectum. Vous êtes ensuite branché à une machine relativement compliquée. C'est assez inconfortable d'avoir la vessie remplie et d'uriner avec un tube dedans. C'est pourquoi le test n'est réalisé que si une opération est envisagée et quand les résultats des autres tests ne sont pas assez clairs. Il est alors très important, car il permet d'administrer le traitement adéquat. Une opération de la prostate est une entreprise sérieuse aux résultats irréversibles, et les urologues n'opéreront que si un cystométrogramme a été fait et a confirmé que la prostate était vraiment la cause de l'obstruction.

Une nouvelle manière d'effectuer un cystométrogramme est réalisée dans quelques hôpitaux. Les tubes sont reliés à un petit dispositif portatif fixé à une ceinture. Le patient peut marcher et les mesures sont faites pendant plusieurs heures tandis que la vessie se remplit et se vide naturellement pendant des activités normales. On l'appelle la *mesure de la dynamique urinaire ambulatoire* et elle sera utilisée plus largement à l'avenir.

Cystoscopie

Il s'agit de l'examen visuel de l'intérieur de la vessie et de la prostate à l'aide d'un *cystoscope*. C'est un test important dans certaines circonstances. Il est essentiel en cas de sang dans les urines. Il sera demandé si les symptômes sont surtout de type « stockage », car ils pourraient être dus à une condition à l'intérieur de la vessie. L'urètre est également examiné, de manière à éliminer la possibilité d'un rétrécissement urétral.

Certains chirurgiens trouvent la cystoscopie utile lorsqu'ils préparent une opération, pour voir d'abord à quoi ressemble la prostate. Dans le passé, lorsqu'il n'y avait que des cystoscopes rigides en métal, il fallait faire une anesthésie générale. Maintenant, on utilise un cystoscope flexible qui peut être enfilé dans la vessie avec très peu d'inconvénients, en utilisant un gel anesthésique local pour engourdir l'urètre.

L'examen prend quelques minutes et, comme l'instrument est flexible, le patient peut même voir l'intérieur de sa propre vessie ! Pour améliorer la vision, un liquide est passé pendant l'examen. Ce sera un peu froid et la vessie se sentira pleine (ce qui est le cas, mais pas avec de l'urine). Ne vous préoccupez pas d'un « accident » – cela n'arrivera sans doute pas, mais si cela arrive, la zone du test est conçue pour faire face à un peu d'eau. Après cela, on vous demandera d'uriner. Si vous ne pouvez pas ou si vous avez l'impression que votre vessie n'est pas complètement vide, dites-le – ne rentrez pas chez vous tant que vous n'êtes pas à l'aise.

Après un cystométrogramme ou une cystoscopie, il se peut que vous soyez endolori, que vous ayiez une sensation de brûlure en urinant, que vous voyiez du sang dans vos urines. Ceci passera rapidement si vous buvez abondamment pendant quelques jours. Si cela ne passe pas ou si vous avez du mal à uriner, appelez la consultation ou voyez votre généraliste.

POINTS CLÉS

- Une opération de la prostate n'est pas le traitement infaillible de chaque symptôme urinaire. Avant tout traitement, la condition doit être évaluée avec soin.
- Le médecin vous posera des questions, vous examinera et réalisera quelques tests pour évaluer la cause de vos symptômes.
- Certains tests comme la cystoscopie peuvent causer un inconfort et du sang dans les urines pendant un ou deux jours.

Comment soigner l'HPB

Jusqu'à très récemment, le seul véritable traitement pour l'HPB était la chirurgie. Si leurs symptômes ne sont pas trop mauvais, les hommes veulent généralement être rassurés sur leur état de santé, savoir que ce n'est pas grave et recevoir des conseils de soins simples comme faire attention à la quantité de liquide ingurgité, prendre le temps de vider la vessie et apprendre à vivre avec ces symptômes mineurs.

Pourquoi n'y a-t-il pas toujours un traitement ? N'importe quel traitement induit des risques d'effets secondaires (qu'il soit chirurgical ou médicamenteux) et, si les symptômes sont mineurs, les effets secondaires pourraient aggraver la condition. La recherche a démontré que les opérations sur la prostate donnent d'excellents résultats lorsque le patient a des symptômes graves, et que ceux aux symptômes légers étaient déçus des résultats.

L'opération demeure la méthode la plus efficace de traiter l'HPB. Elle sera prioritaire à tout autre type de traitement si le patient fait une rétention d'urine ou si l'obstruction est causée par une insuffisance rénale. Les tests indiquent parfois que l'obstruction est si importante que l'opération est la seule manière de prévenir d'autres complications. Des symptômes très sévères ne seront vraiment soulagés que par la chirurgie. Mais quelle que soit la gravité des symptômes, si les tests indiquent que la prostate cause une obstruction sévère, l'opération est le seul moyen de remettre les choses en place.

Comparé à d'autres interventions, les opérations de la prostate sont sans danger. Même les hommes à santé fragile peuvent avoir une opération de la prostate sans que cela leur nuise, à moins qu'ils soient vraiment très âgés ou très malades. La nécessité d'une opération dépend souvent de la façon dont les symptômes affectent le patient. À moins qu'il y ait une raison de santé spécifique qui rende l'opération impérative (ce qui est peu courant), l'urologue en parlera avec vous et vous laissera souvent la décision finale.

Résection transurétrale contre chirurgie ouverte

Les premières opérations de la prostate étaient faites en chirurgie ouverte – elles enlevaient la partie élargie de la glande par une incision. De nos jours, si la glande est très grosse, cette opération est encore la meilleure et est habituellement très réussie.

Juste avant la Seconde Guerre mondiale, des urologues américains ont commencé à pratiquer une intervention appelée *résection transurétrale de la prostate* – RTUP. C'était l'un des tout premiers types d'opération minimaliste ou chirurgie en « trou de serrure » (par incision); maintenant presque toutes les opérations de la prostate sont faites de cette manière. L'urologue se

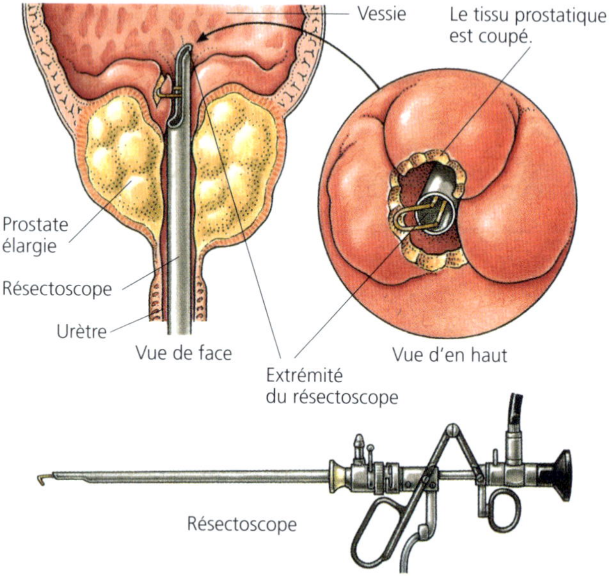

Un résectoscope est utilisé pour couper la prostate dans une résection transurétrale. Le schéma supérieur montre une vue de l'intérieur de la vessie (à droite) et en coupe (à gauche). Le schéma inférieur montre un résectoscope.

sert d'un instrument appelé *résectoscope* qui lui permet de regarder dans l'urètre et de réséquer la prostate. La résection est faite par une anse métallique reliée à une source d'énergie électrique, commandée de l'extérieur pour réséquer ou coaguler les petites hémorragies; cela laisse une cavité au milieu de la glande par laquelle l'urine s'écoulera facilement.

Bien que le sphincter autour du col vésical soit coupé (voir p. 8), le chirurgien fera très attention à ne pas blesser le sphincter externe de la vessie (sous la prostate). Habituellement, le contrôle des urines après une RTUP est bon. La cavité laissée à vif à la fin de l'opération

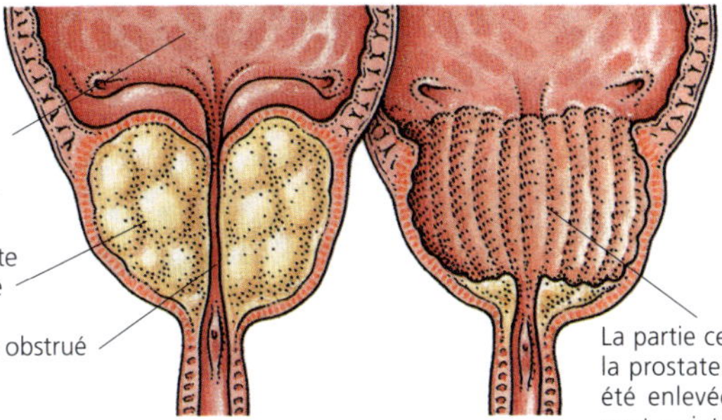

La prostate avant et après la résection transurétrale. Des parties de la prostate élargie ont été enlevées laissant une cavité au milieu de la glande pour que l'urine passe le long de l'urètre.

développe ensuite une muqueuse protectrice appelée *épithélium*.

Que se passe-t-il lors d'une RTUP ?

L'opération dure habituellement une demi-heure. Elle est faite sous anesthésie générale ou loco-régionale (rachi, épidurale). De nombreux chirurgiens utilisent maintenant une petite caméra TV pour projeter l'image de l'opération sur un écran, et il est tout à fait possible que le patient assiste à sa propre opération – s'il le veut, bien sûr.

Avant de subir une RTUP, vous passerez des examens préopératoires, ainsi que des analyses de sang et d'autres tests, dont une radiographie de la poitrine. L'urologue et l'anesthésiste parleront de l'intervention avec vous et vous donneront le choix entre l'anesthésie générale et l'épidurale; si vous avez une mauvaise affection poitrinaire, l'anesthésie générale n'est pas recommandée. Vous pourrez passer ces examens à l'hôpital la veille de l'opération ou dans une policlinique à une consultation de « pré-admission » quelques jours avant. Il se peut aussi que vous soyez admis à l'hôpital le matin même de votre opération.

Après l'opération

Saignement

Après l'intervention, une sonde flexible (cathéter) est placée dans la vessie pour l'aider à se vider. D'habitude, cette sonde est enlevée dans les 48 heures. Bien que l'urologue contrôle la majeure partie du saignement à la fin de l'opération, il arrive que les urines soient encore très sanguinolentes pendant un jour ou deux. Si des caillots se forment et bloquent le cathéter, un médecin ou un infirmier les aspirera au moyen d'une seringue.

Beaucoup d'urologues utilisent des cathéters spéciaux pour passer du liquide dans la vessie et réduire le risque de coagulation.

Est-ce que ce sera douloureux ?

Vous n'aurez pas la douleur postopératoire habituelle, mais le cathéter est parfois gênant et peut donner l'impression que la vessie est pleine. Il arrive parfois que des spasmes douloureux se produisent. En général, cela s'arrange après quelques jours, avec des médicaments s'il le faut. On vous demandera de boire beaucoup d'eau chaque jour pour aider à rincer votre vessie.

Retour à la vie normale

Une fois le cathéter enlevé, les urines devraient s'écouler normalement. Elles seront encore urgentes et fréquentes pendant un jour ou deux, et parfois difficiles à contrôler. Un physiothérapeute (ou un infirmier) vous enseignera quelques exercices pour vous aider à la contrôler. La plupart des hommes rentrent chez eux au bout de deux jours, une fois le cathéter enlevé. Il se peut que le passage des urines soit difficile au départ, mais avec de la persévérance, tout s'arrange au bout de quelques heures. Sinon, le cathéter sera replacé, mais ne désespérez pas – habituellement tout va très bien quand il est réenlevé.

Bien qu'il n'y ait aucune incision douloureuse à guérir, il ne faut pas oublier qu'à l'intérieur, la prostate est à vif et a besoin de temps pour guérir. La guérison complète prend quelques semaines, et il est important de ne pas brusquer les choses pendant cette période. Continuez à boire beaucoup de liquide (mais pas d'alcool !). Évitez de soulever des choses lourdes et ne conduisez pas pendant 2-3 semaines. Évitez aussi les rapports sexuels pendant cette période. Attendez-vous à voir des fragments de tissu dans les urines de temps en temps – c'est comme une croûte qui tombe d'une blessure et il y a parfois un peu de sang qui part avec.

Les traces de sang dans les urines sont très courantes après une opération à la prostate. Si un saignement plus abondant se produit une à deux semaines après l'opération, pas de panique, cela arrive et c'est juste un peu impressionnant. Buvez abondamment, et si cela ne passe pas au bout de quelques heures, appelez votre médecin.

Des caillots de sang bloquent parfois le passage. Dans ce cas, retournez à l'hôpital, un cathéter sera replacé pour un jour ou deux. Les saignements s'arrêtent d'eux-mêmes presque toujours. S'ils proviennent d'une infection, on vous prescrira des antibiotiques.

Comme l'HPB s'installe de manière discrète sur plusieurs années, l'homme est parfois étonné de la force de son jet après une RTUP. C'est souvent ce qui est le plus évident. Si le symptôme principal était la fréquence, l'amélioration sera plus lente à se faire et il n'y aura pas un retour total à la normale. Les mictions nocturnes persisteront après l'opération parce que c'est aussi un symptôme du vieillissement. Les fuites après la miction ne s'améliorent pas toujours non plus, mais certains hommes ne le remarquent parfois qu'*après* l'opération. C'est simplement que l'urine fuit de la cavité et s'infiltre dans la prostate. Ceci peut être contrôlé en urinant bien à fond.

Ce qui se produit presque toujours après l'opération est ce que la médecine appelle une *éjaculation rétrograde*. À la fin de l'acte sexuel, l'homme ressent l'orgasme, mais rien ne sort. On appelle cela « avoir un orgasme sec ». Comme le muscle au col vésical, au-dessus de la prostate, a été enlevé avec le tissu prostatique, le sperme reflue dans la vessie au lieu de s'extérioriser. À part cela, l'acte sexuel reste le même, bien que certains hommes se plaignent de problèmes d'érection.

Après une opération de la prostate, votre contrôle de la miction devrait être normal. Si vos symptômes avant l'opération étaient de type irritatif, vous aurez peut-être encore des fuites et pouvez provisoirement avoir besoin de quelques comprimés pour calmer votre vessie. Le sphincter inférieur est parfois affaibli par l'opération (ce qui est assez rare). Ce n'est pas permanent et ça s'améliorera avec des exercices. Sinon, une petite intervention devra le remettre en place. La fuite est parfois due à une ablation de la prostate insuffisante et à une vessie qui ne se vide pas complètement. Dans ce cas, une seconde RTUP sera nécessaire.

Les hommes qui ont subi une RTUP sont parmi les clients les plus satisfaits d'une consultation d'urologie. La plupart sont enchantés de l'opération. Ceux qui sont déçus des résultats sont souvent ceux dont les symptômes étaient mineurs avant l'opération et qui constatent que les effets secondaires sont pires que leurs symptômes originaux.

Un résultat médiocre de RTUP signifie habituellement que l'opération n'était pas la meilleure option de traitement pour ce patient, et non que quelque chose n'a pas fonctionné. C'est pourquoi il est important de faire les bons tests avant et c'est pourquoi le patient doit décider lui-même si ses symptômes valent l'opération et les risques des effets secondaires. Il est surtout important d'aller voir un urologue pour demander des conseils et non pour avoir une opération.

Traitement médicamenteux de l'HPB

Les hommes qui ne sont pas très affectés par leurs symptômes, qui ne veulent pas envisager la chirurgie ou dont l'état de santé exclut une opération, ont une alternative médicamenteuse. Les médicaments sont de deux types – l'un réduit la taille de la prostate et l'autre diminue le tonus du muscle du col vésical et de la prostate. Tous deux réduiront suffisamment l'obstruction pour soulager les symptômes.

Traitement hormonal (hormonothérapie)

Les médicaments qui réduisent la prostate interfèrent avec l'action de l'hormone mâle ou *testostérone*, ce qui cause en partie l'HPB. L'hormonothérapie agit en inversant la condition et en faisant rétrécir la prostate. Comme les hormones mâles fonctionnent différemment dans les autres organes, cette thérapie affectera seulement la prostate et sera presque totalement exempte d'effets secondaires.

Parmi les nombreux médicaments développés, deux sont couramment utilisés : le finastéride (Proscar) et le dutastéride (Avodart). Le dosage est d'un comprimé par jour. Il est important de comprendre qu'il faudra plus de trois mois avant que la prostate rétrécisse suffisamment pour que les symptômes s'améliorent. C'est donc un traitement à long terme – ne l'arrêtez pas au bout d'une ou deux semaines parce qu'il ne semble pas fonctionner. Bien qu'il soit très sûr et exempt d'effets secondaires, certains hommes ont remarqué des problèmes d'érection et d'autres problèmes sexuels. Ils s'améliorent habituellement à l'arrêt du médicament. Si le sexe est très important, ce n'est pas le bon traitement pour vous. Notez que les problèmes sexuels sont plus courants après une RTUP et qu'ils sont irréversibles. L'autre élément important sur ce type de médication est que, dès qu'on l'arrête, la prostate reprend rapidement sa taille normale – donc si le médicament marche, continuez à le prendre.

Outre faire rétrécir la prostate, l'hormonothérapie réduit également la quantité de sang qui la traverse. Ceci peut être efficace pour empêcher un saignement de la prostate, symptôme assez ennuyeux chez les hommes qui ont eu une RTUP et dont la prostate a repris sa taille normale. Donc bien que l'indication principale soit le traitement des symptômes prostatiques, ce type de médication est également employé pour traiter les saignements, mais seulement après en avoir éliminé les autres causes possibles (voir p. 18).

Médicaments alpha-bloquants

L'autre type de médicaments utilisé pour traiter l'HPB s'appelle un *alpha-bloquant*. L'introduction (voir p. 4 à 6) décrit la prostate et sa musculature. La contraction de ce muscle rétrécit l'ouverture de la vessie et augmente toute obstruction causée par l'HPB. Les alpha-bloquants diminuent le tonus de la musculature de la prostate, réduisent l'obstruction et améliorent les symptômes. Malheureusement ces médicaments affectent aussi les muscles des autres parties du corps; ils dilatent surtout les vaisseaux sanguins et peuvent causer des effets secondaires comme évanouissement, faiblesse et léthargie. Ces médicaments sont également utilisés pour soigner l'hypertension, mais les tout derniers créés semblent agir plus sur la prostate que sur les autres organes et ont donc peu d'effets secondaires. Leur grand avantage est que leur effet est presque instantané. Prazosine (Hypovase), indoramine (Doralese), térazosine (Hytrin), alfuzosine (Xatral), doxazosine (Cardura) et tamsulosine (Flomax MR) sont les plus couramment utilisés. Leurs posologies diffèrent et certains doivent être augmentés petit à petit. Leurs effets secondaires diffèrent aussi – donc si l'un ne convient pas, cela vaut la peine d'en essayer un autre. Les alpha-bloquants peuvent causer une éjaculation rétrograde, mais tout redeviendra normal à l'arrêt du médicament. Un traitement hormonal n'influe pas sur le taux de l'écoulement urinaire.

Quel médicament choisir ?

Le choix entre ces deux types de médicaments dépend de plusieurs facteurs.

Certains hommes, souvent ceux dont les symptômes surviennent dans leur jeunesse, n'ont pas une prostate très élargie. L'action du muscle prostatique semble donc être la cause principale de l'obstruction, et le choix sera un alpha-bloquant. Si un homme avec ce type de prostate a besoin d'une opération, le chirurgien ne coupera pas de morceaux de prostate; il fera juste une incision à un ou deux endroits pour l'ouvrir. Le patient ne verra pas vraiment la différence par rapport à une RTUP ordinaire.

La finastéride ou la dutastéride doit être prescrite seulement si la prostate est élargie, et il semblerait que plus la prostate est grosse, plus le médicament sera efficace. Cela prend un certain temps à une prostate pour rétrécir et le patient doit être prêt à en subir les effets.

Traitements combinés

Récemment, des résultats d'études sur l'utilisation combinée de ces deux types de médicaments ont suggéré qu'ils étaient plus efficaces pris ensemble, au moins dans certaines circonstances. Comme un alpha-bloquant agit plus vite, il est souvent donné en plus de la finastéride ou dutastéride pendant quelques mois au début du traitement.

Quand utilise-t-on un traitement médicamenteux ?

D'habitude, un traitement médicamenteux est suggéré si les symptômes sont doux, si l'obstruction est mineure et s'il n'y a aucune contre-indication à un médicament particulier. Ils peuvent être testés en cas de besoin. Si une opération doit être retardée en raison d'une longue liste d'attente ou parce qu'elle n'est pas appropriée à ce moment-là, on peut utiliser des médicaments provisoirement. Certains hommes proches de la retraite attendront d'avoir cessé de travailler pour subir une opération. Des professeurs d'université ou d'école, des politiciens ou d'autres hommes à vacances fixes se feront souvent opérer pendant l'été et dans l'attente bénéficieront du traitement médicamenteux.

De temps en temps, l'urologue suggérera un traitement médicamenteux d'abord pour voir s'il aide un symptôme particulier avant d'opter pour une opération irréversible.

Bien sûr, ces médicaments soulagent les symptômes des hommes pour qui une opération n'est pas appropriée, mais il ne faut pas oublier que beaucoup de gens n'ont besoin d'aucun traitement. Tout médicament ne devrait être utilisé qu'après un examen approfondi de la prostate et après les tests décrits auparavant (voir p. 24). Cela signifie qu'il faut toujours consulter un urologue ou un généraliste, car depuis l'introduction des médicaments pour traiter l'HPB, bon nombre d'entre eux s'impliquent davantage dans le traitement.

Autres traitements

Il y a eu tellement de publicité sur le traitement de l'HPB par la chaleur et le laser, que certains patients sont déçus lorsqu'ils constatent qu'ils ne peuvent pas le recevoir dans leur hôpital local.

Le traitement thermique (hyperthermie ou thermothérapie) réchauffe la prostate par une sonde placée dans le rectum ou dans l'urètre. Les premiers types de thermothérapie réchauffaient peu la prostate et avaient donc peu d'effets, même si les symptômes des patients s'amélioraient. On peut maintenant réchauffer beaucoup plus la prostate sans affecter les organes environnants, et les résultats sont plus prometteurs. Les effets de cette thérapie sont plus proches de ceux des médicaments que ceux d'une RTUP, mais elle ne sera jamais une alternative à la RTUP pour les patients atteints d'HPB grave.

Le traitement au laser ressemble un peu à une RTUP; c'est une autre manière d'enlever la partie élargie de la prostate ou de la couper. Il y a différentes façons d'appliquer le traitement au laser, et bien qu'il soit considéré topique et qu'il fasse couler beaucoup d'encre (par exemple dans *Tomorrow's World*), les urologues n'ont pas encore convenu de la meilleure manière d'utiliser le laser sur la prostate ni décidé si ce sera un traitement utile à la longue. Une technique appelée « traitement au laser GreenLight » a été développée aux États-Unis. Un médicament sensibilise le tissu prostatique pour que la lumière du laser puisse le détruire sélectivement. Bien que la méthode soit attrayante, d'autres investigations sont nécessaires avant de pouvoir l'utiliser. Il existe un traitement similaire appelé *vaporisation*, qui emploie une légère modification du résectoscope utilisé lors d'une RTUP. Parmi ces nouvelles méthodes de traitement, la technique au laser est la plus prometteuse, mais il faudra du temps avant de remplacer la RTUP éprouvée.

L'avantage de ces traitements est qu'ils peuvent être utilisés sur les patients ambulatoires. Cependant, le patient doit souvent garder un cathéter dans la vessie plusieurs jours après le traitement et on ignore les effets à long terme. Leur côté « nouveau » ne les rend pas nécessairement meilleurs, et si les urologues en comprennent mieux les avantages et les inconvénients, ils estiment qu'ils doivent encore être testés avant de pouvoir être recommandés. Par ailleurs, les équipements associés sont coûteux, ce qui freinera leur disponibilité dans beaucoup d'hôpitaux et signifie que le traitement ne sera pas disponible dans tous les secteurs. Mais ils ont assurément des atouts et certains urologues particulièrement intéressés sont en train de les évaluer. Lorsque nous connaîtrons les taux de réussite, chaque secteur devra décider s'il veut investir les fonds nécessaires pour rendre le traitement disponible pour tous. Lorsque de tels traitements sont suggérés, cela peut être en tant que tests pour les comparer à d'autres. Vous trouverez plus de détails sur les tests pour la maladie prostatique à la page 88.

Les *stents* sont de petits ressorts métalliques qui sont glissés dans la prostate pour la maintenir ouverte. Ils sont mis en place sans difficulté sous anesthésie locale. Un stent peut être utilisé chez un patient qui ne peut pas être opéré, pour lui éviter d'avoir un cathéter permanent. Cependant, ils posent souvent des problèmes à long terme et sont moins utilisés maintenant qu'il y a quelques années.

POINTS CLÉS

- La chirurgie est la manière la plus efficace de traiter l'HPB et la résection transurétrale de la prostate (RTUP) est maintenant l'opération de choix.
- Les avantages de la chirurgie doivent être mesurés aux effets secondaires et aux complications possibles.
- La thérapie médicamenteuse est disponible pour les patients dont les symptômes sont légers, qui ne veulent pas envisager la chirurgie ou dont la santé ne permet pas une opération.
- Les deux types de médicaments principaux sont ceux qui rétrécissent la prostate (hormonothérapie) et ceux qui détendent le muscle dans la prostate (alpha-bloquants).

Rétention d'urine

La rétention d'urine est l'une des choses les plus désagréables qui puissent arriver à un homme qui souffre de la prostate. Il a envie d'uriner mais quand il va aux toilettes il ne réussit à sortir que quelques gouttes ou rien du tout. Plus sa vessie se remplit, plus c'est douloureux. Parfois, après une longue période de malaise, quelque chose sort finalement et la condition disparaît d'elle-même. Mais la plupart du temps elle persiste et cela signifie une visite à l'hôpital où un cathéter est mis dans la vessie pour évacuer les urines. C'est un peu désagréable, mais c'est si efficace que beaucoup de médecins le considèrent comme la chose la plus valable qu'ils puissent faire pour un patient.

Cathétérisation

La mise en place d'un cathéter s'appelle la *cathétérisation*. Pour ce faire, on enduit l'urètre d'un gel anesthésique qui l'insensibilise et le lubrifie, facilitant l'insertion du cathéter une fois que l'anesthésique a fait effet. Il y a habituellement un moment épineux quand il passe dans la prostate, mais une fois dans la vessie le soulagement est instantané.

Parfois le cathéter ne passera pas. Dans ce cas, on utilise un cathéter *suprapubique*. Il est inséré dans la vessie à travers la peau de l'abdomen sous anesthésie locale. Cela semble horrible, mais la vessie pleine est si proche de la peau que c'est absolument sans danger.

D'habitude le patient est gardé à l'hôpital, mais il peut aussi rentrer chez lui avec le cathéter. S'il habite dans un endroit relativement éloigné, son généraliste ira le lui installer à domicile pour éviter le long et douloureux trajet en ambulance. Le cathéter peut être enlevé au bout de quelques jours, surtout s'il y a une cause évidente à la rétention (telle que constipation ou excès d'alcool) et la plupart des patients urineront alors sans problème. Un alpha-bloquant (voir p. 41) est parfois prescrit pour faciliter l'urination quand le cathéter est enlevé.

La rétention signifie souvent qu'une opération de prostate est à l'horizon, et elle sera faite dès qu'il y aura une place libre en salle d'opération.

Rétention causant une insuffisance rénale

Parfois, une rétention chronique indolore est associée à une insuffisance rénale, et dans ce cas le traitement sera un peu différent. Un cathéter est encore nécessaire, mais une fois le blocage éliminé, les reins commencent à produire d'abondantes quantités de liquides qui doivent être remplacés.

Cela signifie avoir un goutte à goutte dans le bras. Avant d'effectuer une opération de la prostate, les reins doivent récupérer et ça peut prendre plusieurs semaines.

Résultats du traitement

Après une rétention aiguë soudaine, les résultats d'une opération à la prostate sont habituellement très bons. Quand il s'agit d'une rétention chronique à long terme, la vessie sur-élargie ne fonctionnera pas toujours très bien et ne se videra toujours pas, même après une bonne opération. Elle s'améliorera si on laisse un cathéter en place pendant quelques semaines – ce qui ne signifie pas une hospitalisation, car il est facile de s'occuper d'un cathéter chez soi.

POINTS CLÉS

- La rétention d'urine est soulagée par l'insertion d'un cathéter dans la vessie pour la vider.
- Une opération à la prostate est habituellement requise après une cathétérisation pour rétention.

Antigène prostatique spécifique

Dans les années 1990, un test sanguin appelé *test d'antigène prostatique spécifique* (APS) était introduit. Ce test a reçu beaucoup de publicité comme étant la méthode de diagnostiquer le cancer de la prostate à un stade précoce. Mais cela va plus loin et il est important d'en comprendre la signification. L'APS est une substance produite dans la prostate et normalement sécrétée dans le liquide séminal. Une faible quantité d'APS est également présente dans le sang et cette quantité est mesurable. Tous les hommes en ont; c'est normal.

Quand un médecin fait un test d'APS, il veut savoir la quantité qui s'y trouve. Pensez à l'APS dans le sang comme s'il « fuyait » de la prostate. La glande augmente généralement de volume avec l'âge, il est donc normal que le dosage d'APS augmente aussi sensiblement.

Les niveaux d'APS augmenteront si les cellules de la prostate laissent « fuire » plus d'APS dans le flux sanguin ou dans le cas de maladies qui la rendent plus « perméable ». Les cellules du cancer de la prostate sont plus perméables que les cellules normales et donc augmentent les niveaux d'APS; c'est pourquoi le test

est utilisé pour le dépister. D'autres maladies augmenteront également la perméabilité de la prostate – par exemple, l'APS peut être haute lors d'une infection prostatique. Le taux augmente généralement après une opération de la prostate, une cystoscopie ou la mise en place d'un cathéter.

Comme les hommes plus âgés ont une prostate plus large et souffrent de maladies prostatiques non cancéreuses comme la prostatite, le taux moyen d'APS est plus élevé chez les hommes de 75 ans que chez ceux de 55. Ainsi, si votre taux d'APS est plus haut que la « normale », cela ne signifie pas que vous avez le cancer. Vous pourriez l'avoir, mais il est plus probable que ce soit une HPB ou autre chose qui ait fait augmenter ce taux.

L'APS est utile dans le dépistage du cancer, mais les résultats doivent être interprétés avec soin. En termes techniques, il est assez imprécis et donne beaucoup de *faux positifs* – des résultats qui semblent indiquer un cancer mais qui, après plus de recherches, n'existe pas. Si le taux d'APS est très élevé, cela signifie habituellement qu'il y a un cancer. Si l'élévation est minime, il faut tenir compte de la taille de la prostate et des autres conditions qui l'affectent. D'autres tests seront nécessaires avant de diagnostiquer un cancer. Le diagnostic doit être confirmé par une biopsie lors d'une échographie prostatique transrectale (TRUS) (voir p. 27). Parfois cela causera une infection des urines ou de la circulation sanguine. Pire encore, la biopsie peut rater la tumeur, de sorte qu'une biopsie négative donnera une image faussée. Cela signifie que, même si la biopsie est négative, il faudra faire d'autres vérifications d'APS et sans doute une autre biopsie. Il est très difficile d'être certain qu'une élévation d'APS n'est pas due à un cancer.

Un nouveau développement peut diminuer cette incertitude. On connaît maintenant au moins deux types d'APS dans le sang et l'un de ces types est augmenté lorsque l'APS augmente à cause d'une HPB. La mesure de la proportion (rapport) de ces types d'APS indique mieux si l'augmentation d'APS est due à une HPB ou à un cancer. Ceci est très utile (par exemple, si quelqu'un a eu une biopsie qui est négative), mais la différence n'est pas encore très précise et il n'existe toujours pas de test qui indique avec certitude la présence d'un cancer.

APS et cancer

Chez un homme qui a un cancer de la prostate, la quantité d'APS est un bon guide de l'ampleur de la maladie, et participe à la décision du traitement. Si le taux d'APS est normal (et un problème est que le cancer de la prostate peut avoir un APS normal) ou légèrement augmenté, il est peu probable que la tumeur soit métastasée et cela est rassurant. Par contre, un très haut taux d'APS suffit pour diagnostiquer un cancer de la prostate et, dans ce cas, le patient commencera son traitement sans délai. Un traitement réussi du cancer de la prostate fera baisser l'APS, et les contrôles réguliers du taux d'APS dans le sang sont une partie importante du suivi.

Dépistage du cancer de la prostate

On utilise des frottis cervicaux pour dépister le cancer du col de l'utérus chez la femme. L'APS peut-il être utilisé de la même manière pour dépister celui de la prostate chez l'homme ? C'est une question difficile parce qu'il n'y a pas de différence claire entre la quantité d'APS trouvée dans le sang des hommes qui ont un cancer et celle trouvée dans celui des hommes qui ont une HPB ou une autre condition bénigne. En Amérique, le contrôle annuel de l'APS est devenu très populaire auprès des hommes, et de nombreux cancers ont été dépistés alors qu'ils ne causaient aucun symptôme. Ces hommes subiront généralement une prostatectomie radicale (voir p. 60), qui est l'opération la plus courante aux États-Unis. Les Britanniques se demandent pourquoi le dépistage n'est pas fait dans leur pays – ils peuvent avoir un cancer sans symptômes qui pourrait être guéri avec un diagnostic précoce.

Le problème est très compliqué, et les urologues et les cancérologues ne sont pas d'accord. D'abord, pour chaque personne diagnostiquée de cette manière, bon nombre auront subi les tests et attendu les résultats dans l'angoisse. Si un cancer est découvert, il faudra pratiquer une prostatectomie radicale (ou peut-être une radiothérapie) et c'est une opération assez sérieuse. Ceci serait valable si cela résultait en une grande réduction de la mortalité due au cancer de la prostate, mais le nombre de vies sauvées n'est pas très clair. De plus, certains cancers se développent lentement et dans beaucoup de cas ne causent aucun mal. C'est particulièrement le cas des hommes plus âgés – alors même si c'est une bonne idée de vérifier le taux d'APS chez les gens de 55 ans, cela ne vaut pas la peine pour un homme de plus de 75 ans.

Comme beaucoup d'hommes qui ont le cancer peuvent aussi avoir un taux d'APS très bas, il y a eu une tendance, en particulier aux États-Unis, d'abaisser le seuil d'APS au-dessus duquel une biopsie est conseillée. Il est vrai que cela aide à diagnostiquer plus de cancers, mais un urologue américain très connu, le Dr Thomas Stamey, qui a fait beaucoup de recherches sur l'APS, a récemment fait part de son inquiétude quant au fait que bon nombre de ces cancers supplémentaires diagnostiqués étaient potentiellement anodins et traités inutilement.

C'est pour ces raisons que les spécialistes pensent qu'il est trop tôt pour recommander le dépistage des hommes sans symptômes prostatiques, mais la valeur du dépistage est toujours à l'étude. L'APS n'est pas un test idéal et d'autres sont en développement, dont l'un sur l'urine plutôt que le sang. Un test qui identifierait le cancer de manière certaine serait idéal, mais il est certainement plus important de pouvoir identifier les tumeurs qui sont dangereuses et qui ont besoin de traitement, pour éviter le traitement inutile de patients dont le cancer est anodin. Ce serait alors plus facile de recommander le dépistage et également plus facile s'il y avait un traitement plus simple que la prostatectomie radicale (voir p. 60).

Récemment, il y a eu un changement dans la politique officielle du SNS sur le fait de décourager les médecins de pratiquer le test d'APS à cause de l'incertitude quant à ses bénéfices. Il a cependant été reconnu que beaucoup de patients souhaitent le passer, parce qu'ils sont préoccupés par la possibilité d'avoir un cancer de la prostate. En conséquence, les tests d'APS seront plus aisément disponibles pour ceux qui le demandent. Il a aussi été recommandé d'informer le patient des divers problèmes mentionnés dans ce chapitre, au moyen de brochures d'information à lire, pour qu'ils puissent prendre leur décision en toute connaissance de cause.

Si vous pensez faire mesurer votre APS et en connaissez les avantages comme les inconvénients (certains hommes qui ont fait le test regrettent aujourd'hui de l'avoir fait), parlez-en à votre médecin. Il vous donnera davantage d'information et vous le fera faire si vous y tenez toujours.

En règle générale, il est probablement sage de mesurer l'APS chez un homme qui a des symptômes prostatiques, car ils peuvent être dus à un cancer de la prostate et, dans ce cas, ils doivent être traités différemment que s'ils étaient dus à une HPB. Il s'avère que les urologues britanniques voient de plus en plus d'hommes avec un cancer de la prostate.

Le chapitre sur le cancer décrit la prostatectomie radicale du cancer précoce. Il y a 15 ans, cette intervention n'était pas souvent pratiquée au Royaume-Uni et aurait été mentionnée seulement brièvement. Elle fait maintenant partie des traitements réguliers de beaucoup de services d'urologie en raison des diagnostics précoces dus à l'utilisation du test d'APS.

POINTS CLÉS

- L'antigène prostatique spécifique (APS) est un nouveau test de dépistage des maladies prostatiques.
- Beaucoup de facteurs autres que le cancer peuvent élever le taux d'APS dans le sang.
- L'utilisation du test d'APS mène au traitement de plus d'hommes ayant un cancer de la prostate.

Cancer de la prostate

Le cancer est un mot alarmant. Beaucoup d'hommes redoutent que leurs symptômes prostatiques soient dus à un cancer. Dans la plupart des cas, cette crainte est sans fondement; il est vrai que le cancer de la prostate est très courant et qu'il peut être mortel, mais c'est aussi une forme pour lequel de nombreux traitements sont disponibles. De plus, il se développe souvent lentement et n'a aucune conséquence, surtout chez les hommes très âgés.

Récemment, la médecine a découvert de nouvelles manières de dépister un cancer de la prostate à ses débuts. Mais, comme mentionné dans le chapitre précédent, les cancérologues débattent toujours sur le bien-fondé des tests de dépistage faits de la même manière que ceux des cancers du sein et du col de l'utérus chez les femmes (voir p. 52).

La raison pour laquelle le cancer de la prostate est un mystère. Dans la plupart des cas, il n'y a aucun antécédent familial évident, mais il y a bien une forme de la maladie qui semble être héréditaire. Si vous avez eu un seul parent atteint du cancer, ne vous inquiétez pas.

Par contre, si vous en avez eu deux, et qu'ils l'ont eu quand ils étaient jeunes, cela vaut la peine de vous faire examiner à intervalles réguliers après 50 ans.

Il y a des différences entre les ethnies et les régions du monde, laissant penser qu'il pourrait y avoir des facteurs alimentaires ou environnementaux. Par exemple, le cancer de la prostate est rare au Japon, mais les Japonais qui vivent en Amérique ont plus de risques de l'avoir. C'est sans doute dû aux différences d'alimentation. Certains types de graisses peuvent prédisposer au cancer de la prostate, alors que d'autres aliments, incluant les produits du soja, sont protecteurs. Il est encore trop tôt pour donner un avis radical, mais notre compréhension de ces différences nous permet de donner un avis sur les régimes alimentaires qui diminuent le risque de cancer prostatique.

Récemment, il y a eu des inquiétudes quant à l'augmentation des risques de cancer de la prostate à la suite d'une vasectomie, mais les experts ont décrété que c'était improbable.

Diagnostiquer le cancer de la prostate

La différence entre un cancer de la prostate et un élargissement bénin (HPB) est que le cancer peut passer de la prostate aux tissus environnants et s'étendre à d'autres parties du corps (métastases), en particulier aux os, causant douleur et parfois même fractures. Quand le cancer est la cause des symptômes prostatiques, ils reviendront après le traitement si le cancer se développe à nouveau. Parfois, le cancer ne causera aucun symptôme, et le premier signe de la maladie peut surgir dans une autre partie du corps.

Votre médecin suspectera une tumeur dans votre prostate si elle est anormalement dure ou irrégulière, ou si votre taux d'antigène prostatique spécifique (APS) (voir p. 50) est particulièrement élevé. S'il trouve l'un ou l'autre de ces points, il vous demandera de passer une échographie prostatique transrectale (TRUS, voir p. 26) pour prélever des biopsies (fragments de tissus) en vue d'un examen. Parfois un patient aura besoin d'une résection transurétrale de la prostate (RTUP, voir p. 34) à cause de la sévérité de ses symptômes. Comme une RTUP prélève des tissus à examiner, elle sera réalisée promptement si on suspecte un cancer – pour certifier le diagnostic. Parfois un cancer n'est pas suspecté, mais il est découvert à l'examen des tissus prélevés par le pathologiste. En plus de diagnostiquer la présence d'un cancer, l'aspect de la tumeur donnera des indications quant à la façon dont elle va se développer. Le pathologiste donnera habituellement un « score de Gleason ». C'est un nombre de 2 à 10. Plus le score est élevé, plus le cancer est susceptible de se développer rapidement et de se propager. Si un patient a une tumeur avec un score élevé, il sera prévenu de l'importance et de l'urgence d'un traitement.

Une radiographie ou (plus souvent) un examen appelé *scannage des os*, est fait pour vérifier que le cancer n'est pas étendu aux os. Pour ce faire, on injecte une petite quantité de substance radioactive qui se voit là où l'os est actif, au moyen d'un scanner spécial. Ce n'est pas un test de dépistage de cancer et ce qui est vu peut être dû à d'autres conditions comme l'arthrite, d'anciennes fractures et des maladies osseuses bénignes. Les radios des secteurs anormaux peuvent aider. Le meilleur test est sans doute l'imagerie par résonance magnétique (IRM) (voir p. 27), bien qu'elle soit recommandée surtout lorsque l'on redoute qu'un cancer dans la colonne vertébrale appuie sur du tissu nerveux. Parfois (très rarement), un chirurgien orthopédique prélèvera un petit morceau d'os d'un secteur perçu anormal au scanner pour que l'examen au microscope étudie l'anomalie.

Comment le cancer de la prostate est traité

Enlever ou détruire une croissance cancéreuse traitera la maladie à condition qu'elle ne se soit pas répandue. Jusqu'à récemment, c'était tout ce qui pouvait être fait pour la plupart des cancers, et si la diffusion (métastases) s'était déjà produite, il n'y avait plus grand chose à faire. De nombreux traitements permettent maintenant de détruire ou de réduire un cancer métastasé. Comme nous le verrons plus loin, le cancer de la prostate a été l'un des premiers types de cancer pour lesquels un tel traitement a été développé.

Ablation de la prostate – prostatectomie radicale

La plupart des gens s'attendent à ce que le cancer soit traité par l'ablation de tout ou d'une partie de l'organe malade comme dans le cancer du sein, le cancer du testicule, le cancer du rein et beaucoup d'autres types de cancer. C'est l'urologue américain Hugh Hampton Young, de l'hôpital Johns Hopkins, qui décrivit le premier la prostatectomie radicale, en 1905. Mais cette opération, qui enlève toute la glande, est faite seulement sur certains patients. En effet, il est difficile de détecter le cancer de la prostate avant qu'il se soit développé hors de la glande, et à ce moment-là, comme il est

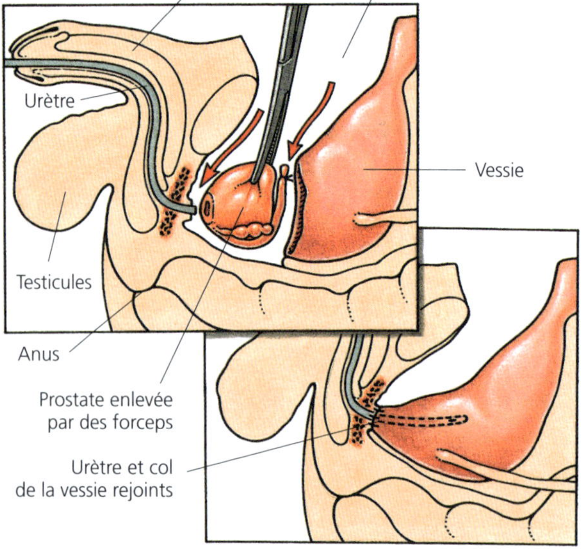

Prostatectomie radicale

impossible d'éradiquer tout le cancer par chirurgie, l'opération n'est plus la solution adéquate.

Les médecins peuvent maintenant faire un diagnostic précoce de cancers, dont beaucoup se développent très lentement et mettront jusqu'à 10 ans avant de causer des ennuis. Il est évident que chez un homme âgé disons de 85 ans, cette sorte de tumeur ne sera pas dangereuse; de plus, à cet âge-là, une chirurgie lourde est difficile à supporter.

Ainsi, l'ablation de la prostate comme traitement du cancer est seulement faite chez de jeunes patients, quand il y a des raisons de croire qu'il va se développer rapidement. Elle est recommandée seulement pour les hommes qui ont une espérance de vie de plus de 10 ans.

Prostatectomie radicale laparoscopique

Comme pour beaucoup d'opérations faites par une incision ouverte, certains chirurgiens enlèvent maintenant la prostate en utilisant un *laparoscope* (laparoscopie). Outre les avantages habituels de ce type de chirurgie – moins de douleur, temps d'hospitalisation plus court et rétablissement plus rapide – la prostatectomie radicale laparoscopique a d'autres atouts. Comme le chirurgien peut voir plus clairement dans le bassin, certaines parties de l'intervention peuvent être faites différemment. Par exemple, l'urètre peut être cousu sur la vessie plus soigneusement, de sorte qu'il y a moins de risques de fuite d'urine, et le cathéter peut être enlevé plus tôt.

La plupart des hommes constatent qu'ils se rétablissent très rapidement d'une prostatectomie radicale ouverte, mais ses avantages semblent être inférieurs à ceux des autres types d'opérations. Certains chirurgiens estiment que ce type d'opération n'est pas assez efficace pour nettoyer le cancer. Comme la prostatectomie radicale laparoscopique exige une grande habileté et beaucoup d'expérience et de formation, il va certainement se passer pas mal de temps avant qu'il y ait assez de chirurgiens qualifiés pour que cette approche soit largement disponible. D'ici là, l'intervention aura été faite suffisamment souvent pour qu'on soit sûr qu'elle est aussi efficace que l'opération ouverte.

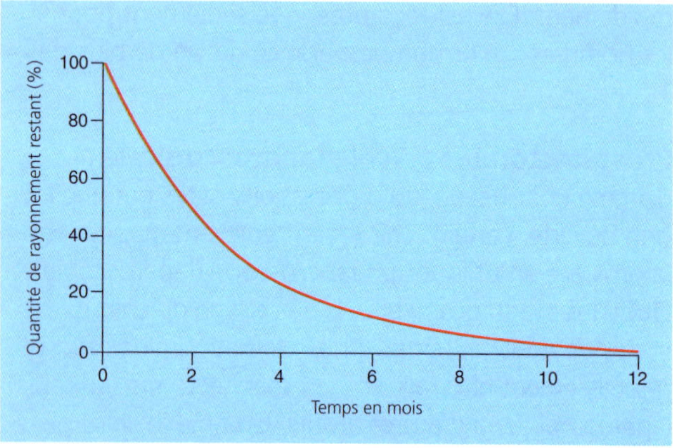

Dans la curiethérapie, l'iode radioactif « se dégrade » sur plusieurs mois. Pendant ce temps, la prostate subit le traitement radioactif. La quantité de radioactivité diminue de moitié tous les 60 jours. Au bout de 6 mois, près de 85 % de la radiation ont été administrés, et elle est quasiment à zéro au bout d'un an.

Radiothérapie – traitement par faisceau externe

Ce traitement peut détruire de petites tumeurs et ainsi guérir le cancer; c'est donc une alternative à la prostatectomie radicale. Elle est suggérée lorsque le patient ne peut pas avoir d'opération, et certains hommes la préfèrent à la chirurgie. Bien que l'ablation complète d'une tumeur puisse sembler plus radicale, il n'y a aucune preuve qu'un traitement traite mieux la maladie que l'autre.

La radiothérapie est également utilisée quand le cancer s'est propagé hors de la prostate et que la chirurgie n'est plus possible. Dans ce cas, elle ne « guérira » pas forcément le cancer mais en le réduisant, elle l'empêchera de causer des ennuis et diminuera ses chances de métastaser.

Radiothérapie – curiethérapie (ou radiothérapie de contact)

Le problème principal de la radiothérapie est qu'elle affecte non seulement la tumeur mais aussi les organes environnants – dans le cas de la prostate, le rectum et la vessie. À court terme, ils seront affectés, ce qui entraînera des troubles intestinaux et vésicaux temporaires. De temps à autre ces dommages sont permanents et les conséquences, plus graves. Les risques peuvent être réduits par la nouvelle technique de « radiothérapie conformationelle » (voir p. 68) et/ou en réduisant la tumeur par un traitement hormonal préalable (voir p. 73). Il y a cependant une manière différente d'appliquer la radiothérapie, c'est la curiethérapie. Elle implique d'insérer de minuscules grains radioactifs dans la prostate pour que le rayonnement se fasse de l'intérieur. Chaque grain irradie un peu de tissu autour de lui. On a donc besoin de beaucoup de grains et ils doivent être placés avec soin; mais même lorsqu'ils sont tout près de la surface de la prostate, le rayonnement est confiné à l'intérieur, épargnant le rectum et la vessie.

L'idée n'est pas particulièrement nouvelle – il y a quelques années des grains ont été insérés dans une prostate après que le chirurgien y eut pratiqué une incision. Un urologue ou un oncologiste peut utiliser une sonde échographique prostatique (voir p. 27) pour bien placer les grains qui sont injectés par des aiguilles mises dans la prostate (sous anesthésie) juste devant le rectum. Cela peut être fait en traitement ambulatoire. Cette méthode a peu d'effets secondaires chez la plupart des patients (très rarement, elle occasionne des douleurs aiguës ou des difficultés de miction). Actuellement, il semblerait que ce soit une bonne manière de se débarrasser du cancer, mais elle n'a pas été autant utilisée

Curiethérapie

La curiethérapie implique d'insérer des « grains » radioactifs dans la prostate; la radiothérapie est donc administrée de l'intérieur.

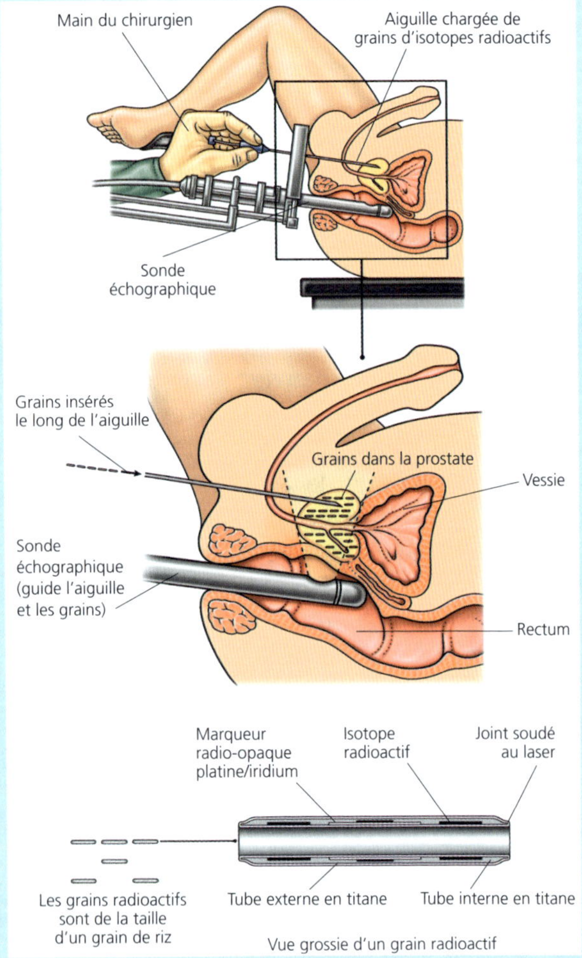

que la radiothérapie ordinaire ou la prostatectomie radicale, et il faudra probablement encore quelques années avant que nous puissions vraiment la comparer à ces autres traitements. La curiethérapie convient seulement pour de petites tumeurs confinées à l'intérieur de la prostate, mais elle est parfois utilisée en combinaison avec la radiothérapie externe pour un cancer plus avancé.

Surveillance active

Comme beaucoup de tumeurs sont à faible risque, certains patients n'auront besoin d'aucun traitement immédiat. On appelle cela « attente attentive » ou « surveillance active ». Cela ne signifie pas qu'elles sont négligées, et il est important de les examiner régulièrement et que des tests soient faits pour vérifier l'état du cancer. S'il se propage, un traitement sera envisagé. Bien que nous ne soyons toujours pas très bons pour prévoir la vitesse de propagation d'un cancer, son aspect au microscope (voir « score de Gleason » ci-dessus) peut aider. Si les tests indiquent que la tumeur se développe très lentement, le patient sera déchargé de l'hôpital et avisé de rester en contact avec son généraliste. Comme un cancer à ses débuts est peu susceptible d'être rapidement hors contrôle, certains urologues recommandent quelques mois d'observation pour mesurer à quelle vitesse le taux de l'APS augmente (le cas échéant) afin de bien identifier le type de traitement à employer.

Choix du traitement

S'il faut traiter un cancer à ses débuts, c'est-à-dire qui n'est pas étendu hors de la glande, le choix du traitement sera habituellement discuté avec le patient.

Comme on ne sait pas quel est le meilleur traitement, il sera informé des possibilités et aura son mot à dire dans la décision.

Qu'implique une prostatectomie radicale ?

Une prostatectomie radicale implique l'ablation de toute la prostate. C'est différent des opérations pour HPB où l'opération ouverte n'enlève que la partie élargie à l'intérieur de la glande (voir p. 12). La glande peut être enlevée par une incision dans le bas-ventre ou par en dessous, par une incision entre le scrotum et l'anus. Les ganglions lymphatiques situés près de la prostate seront enlevés avant ou pendant (par une *laparoscopie*) l'intervention et examinés pour s'assurer qu'ils ne contiennent pas de cellules cancéreuses. L'ablation de ces ganglions n'est pas nuisible. S'il n'y a aucune cellule cancéreuse, la prostate sera enlevée en incisant l'urètre au-dessous de la glande, puis au niveau du col vésical, lequel sera ensuite suturé à l'urètre.

Un cathéter est mis en place dans l'urètre afin de vider la vessie pendant la cicatrisation. La durée de l'hospitalisation dépend de la rapidité de guérison de la personne, mais la plupart des patients rentrent chez eux au bout de quelques jours, avec le cathéter, et ne retournent à l'hôpital que pour le faire retirer.

Complications de la prostatectomie radicale

La plus grande complication pendant l'opération est le risque d'hémorragie des grandes veines devant la prostate – une transfusion de sang est parfois nécessaire. Un peu d'urine peut fuir de l'endroit où la vessie est suturée à l'urètre, mais cela ne dure habituellement pas. Les deux complications principales sont l'incontinence et les problèmes sexuels.

Incontinence

Du fait de leur proximité (décrite dans l'introduction) avec la vessie et la prostate, les sphincters peuvent être affectés lors de l'ablation de la prostate. Il est très courant de ne pas avoir de contrôle vésical pendant un ou deux jours après le retrait du cathéter.

Le patient sera informé du fait et devra faire des exercices de contraction des muscles pelviens. La continence urinaire revient généralement très rapidement; quelques personnes auront quelques fuites occasionnelles – par exemple en faisant de l'exercice ou la nuit, au lit – et devront porter des petites serviettes absorbantes pour éviter les dégâts. La fuite urinaire sera parfois plus sérieuse (ce qui est rare), mais elle sera traitée avec succès par l'installation d'un *sphincter artificiel*.

Problèmes sexuels

Les nerfs responsables de l'érection du pénis sont situés près de la prostate. À une époque, on pensait qu'une prostatectomie radicale entraînait inévitablement une impuissance, car ces nerfs étaient coupés. Les chirurgiens savent maintenant plus précisément où se trouvent ces nerfs et utilisent, dans la mesure du possible, une technique qui vise à respecter ces filets nerveux. Toutefois, le chirurgien avertira le patient que, si leur préservation ne permet pas de réaliser l'ablation complète de la tumeur, ils ne seront pas épargnés.

Les nerfs sont facilement meurtris mais ils peuvent récupérer, et il faut prévoir plusieurs mois avant que les érections ne reviennent. Seule l'érection réelle est affectée – le désir est normal et la capacité d'atteindre un orgasme n'est pas affectée, bien qu'il ne soit pas accompagné de l'éjaculation de sperme. Si les nerfs sont seulement partiellement endommagés, il existe divers moyens médicamenteux de traiter l'impuissance. Si les nerfs sont coupés complètement, le traitement est encore possible, mais le patient devra apprendre à se faire des injections dans le pénis.

Qu'implique une radiothérapie ?

Radiothérapie à faisceau externe

La radiothérapie est donnée par une machine sous laquelle le patient se place pendant quelques minutes pour chaque traitement. Un certain nombre de traitements quotidiens (appelés *fractions*) sont habituellement donnés sur une période de quatre à six semaines. Les patients reçoivent normalement la radiothérapie en soins ambulatoires, bien que dans certains cas l'hospitalisation soit conseillée. La durée du traitement et le temps de récupération sont similaires à ceux d'une prostatectomie radicale. D'habitude, ces traitements signifient un arrêt de travail de deux mois.

- **Complications :** La radiothérapie cause rarement une incontinence et si l'impuissance s'ensuit souvent, c'est moins courant qu'après une prostatectomie radicale. De plus, comme il est impossible de cibler la radiothérapie uniquement sur la prostate, elle peut aussi affecter temporairement la vessie et le rectum.

La plupart des patients auront des symptômes de cystite (urination fréquente et brûlante) et de la diarrhée pendant et après la radiothérapie. Parfois on trouvera du sang dans les urines ou les selles.

Ces symptômes disparaissent habituellement quelques semaines après la fin du traitement. De temps en temps, les symptômes persisteront et, très rarement, la radiothérapie aura occasionné des dommages permanents à la vessie ou aux intestins.

Un nouveau type de radiothérapie est à l'étude, c'est la radiothérapie conformationelle. Elle permet au faisceau de suivre étroitement la forme de la tumeur ce qui diminue l'exposition des tissus environnants. Ceci devrait réduire le risque d'effets secondaires, et on pourra augmenter la quantité des rayons envoyés à la tumeur, ce qui améliorera probablement son efficacité.

Curiethérapie

La décision d'opter pour une curiethérapie implique d'abord un examen approfondi. Comme mentionné à la page 63, seules les petites tumeurs confinées à la prostate peuvent être traitées de cette manière. Il est difficile de placer correctement les grains lorsque la prostate est très élargie, et il faudra parfois prescrire un traitement hormonal pendant deux à trois mois pour la ramener à une taille appropriée. La prostate a tendance à gonfler et, si elle bloque déjà l'urètre, cela peut poser des problèmes pour l'évacuation des urines. Habituellement une mesure du débit (voir p. 25) sera faite et, s'il est sévèrement réduit, le patient sera informé que la curiethérapie n'est pas pour lui. De même, comme la RTUP (voir p. 34) a tendance à déformer la prostate, si cette opération a été pratiquée avant, la curiethérapie sera déconseillée.

Si tous ces problèmes sont évités et qu'on décide d'aller de l'avant, deux étapes sont entreprises. Le patient passe d'abord une minutieuse échographie de la prostate, qui est utilisée pour planifier le nombre de grains nécessaires et créer une sorte de carte pour montrer où ils doivent être mis. Puis l'opération est pratiquée lors d'un second rendez-vous, une ou deux semaines plus tard. Sous anesthésie, une série d'aiguilles est poussée dans la prostate par en dessous, en utilisant la « carte ». Les grains sont associés ensemble en brins, et un brin contenant le bon nombre de grains est passé dans chaque aiguille, qui est insérée puis retirée laissant les grains au bon endroit de la prostate. Un cathéter peut être utilisé pendant un ou deux jours pour évacuer les urines de la vessie, mais une fois que le patient est remis de l'anesthésie, il peut rentrer chez lui.

Non seulement le procédé est compliqué, mais il doit être fait dans un centre doté des équipements nécessaires avec des physiciens particulièrement qualifiés pour calculer la quantité de grains nécessaire. Jusqu'à récemment, la curiethérapie était faite seulement dans très peu d'endroits, mais le nombre de centres a augmenté et les patients devraient pouvoir recevoir le traitement; il se peut cependant qu'ils doivent se déplacer plus loin pour le faire que pour une radiothérapie ou une chirurgie ordinaire.

Cryothérapie

À l'instar de la curiethérapie, l'idée n'est pas particulièrement nouvelle. La technique nécessite l'insertion d'une sonde spéciale à travers la peau directement dans la glande. Elle est ensuite refroidie et gèle littéralement la prostate. Les progrès technologiques ont rendu le traitement plus efficace en lui permettant d'être localisé plus précisément à la prostate. Dans le passé, les organes environnants étaient souvent endommagés. Comme pour beaucoup de nouveaux traitements, il requiert un équipement coûteux. Il est actuellement testé dans de nombreux endroits, surtout aux États-Unis, mais même si les résultats sont prometteurs, il est peu probable qu'il sera largement disponible avant un certain temps. Il peut s'avérer utile si un cancer de la prostate recommence à se développer après une radiothérapie.

Quel est le meilleur traitement ?

Il n'y a actuellement aucun accord parmi les médecins quant au traitement idéal du cancer de la prostate à ses débuts, ou s'il vaut mieux utiliser la chirurgie ou la radiothérapie plutôt que de simplement surveiller la maladie et de ne la traiter que si elle commence à se propager (surveillance active). C'est parce que, même lorsque la maladie est sous une forme active, elle se développera quand même lentement, et peut prendre de nombreuses années avant de devenir grave. De plus, avec l'arrivée des meilleures méthodes de diagnostic, des tumeurs sont enlevées alors qu'elles avaient peu de chances d'être nocives. Comme la plupart des hommes atteints du cancer de la prostate sont assez âgés, ils auront ou développeront souvent d'autres maladies potentiellement plus graves. Cette question est grandement débattue, mais malgré toute l'information disponible, il est difficile de comparer les différents traitements parce qu'ils ne sont pas toujours utilisés dans des circonstances similaires. Par exemple, une personne de santé fragile sera plutôt traitée par radiothérapie plutôt que par chirurgie. Ceci produira une *tendance*, c'est-à-dire que s'il y a une différence dans les résultats elle sera attribuée aux différences de ce type de patient plutôt qu'au fait qu'un traitement est meilleur qu'un autre.

L'étude de ce type de problème requiert un *test randomisé* (voir « tests cliniques », p. 89). Les résultats de tests en Scandinavie qui comparaient la prostatectomie radicale à la surveillance attentive (surveillance active) ont été récemment publiés. Au final, le groupe qui avait eu la chirurgie avait perdu moitié moins de patients que l'autre groupe. Cela semble en faveur de l'opération, mais tout n'est pas aussi simple. Dans les deux groupes, seul un petit nombre de patients étaient morts du cancer de la prostate, les autres étaient morts d'autres maladies. Cela signifie que, bien que l'opération ait été salutaire pour certains, beaucoup n'en ont pas eu les bénéfices parce que le cancer de la prostate se développait tellement lentement qu'il ne mettait pas leur vie en danger. Du coup, les experts estiment n'avoir pas encore de réponses au problème, et attendent les résultats des autres tests en cours.

Dans l'un d'eux, qui a lieu en Grande-Bretagne, des hommes sont invités à passer un test d'APS (voir p. 50) et s'il s'avère qu'ils ont le cancer, on leur demande d'être randomisés (voir p. 89) pour subir soit une prostatectomie radicale, soit une radiothérapie, soit une surveillance. Cette étude espère rassembler un grand nombre de patients et devrait fournir beaucoup d'information. D'autres études de traitements aux États-Unis et de dépistage avec l'APS en Europe et aux États-Unis pourraient, dans les 10 années à venir, nous permettre de donner des conseils plus précis sur le meilleur traitement. En attendant, on tient compte de la priorité du patient. Il n'y a aucun doute que certains (mais sans doute une minorité) hommes seront guéris par un traitement, mais pour beaucoup d'autres le traitement sera inutile. Certains patients saisiront cette chance, tandis que d'autres prendront le risque d'une durée de vie plus courte pour éviter les risques et effets secondaires immédiats du traitement.

Il n'y a actuellement aucun conseil valable pour tous. Certains hommes sont plus heureux avec une opération, sachant qu'elle vise à éradiquer le cancer du corps. D'autres n'aiment pas les opérations et préfèrent une radiothérapie, laquelle sera aussi suggérée à une personne de santé fragile. Pour celui qui a eu d'autres maladies graves, la surveillance active serait vivement recommandée.

Traitement hormonal préalable

Parfois, avant une prostatectomie radicale ou une radiothérapie, un traitement hormonal (voir p. 39) temporaire est prescrit pour réduire la taille de la prostate. Il semblerait que cela améliore l'efficacité du traitement et il est souvent fait avant une radiothérapie plutôt qu'une prostatectomie radicale. Cette hormonothérapie, habituellement prescrite pour environ trois mois, a des effets secondaires, mais comme on l'arrête une fois la radiothérapie (ou l'opération) pratiquée, ces effets disparaissent. Si la tumeur est particulièrement grosse, le traitement sera parfois recommandé après la fin de la radiothérapie.

Cancer prostatique avancé

Malheureusement, quand les tests sont faits après un diagnostic de cancer, ils indiquent souvent que celui-ci est trop avancé pour être guéri complètement par chirurgie ou radiothérapie. Parfois, après une chirurgie ou une radiothérapie initialement réussie, les tests indiquent un retour du cancer. La situation est toutefois loin d'être désespérée. En premier lieu, il se peut que ce soit une tumeur à croissance lente et les hommes âgés n'en auront pas leur durée de vie raccourcie pour autant. Si le cancer est plus actif, plusieurs choses peuvent être faites pour soulager les symptômes et ralentir sa croissance.

Outre les symptômes habituels, le cancer prostatique avancé peut causer un mal de dos (l'effet le plus courant) ou des douleurs dans les os, un état de santé général mauvais avec une perte de poids, de l'anémie et d'autres problèmes. L'affaiblissement des os peut entraîner des fractures, mais c'est assez rare. De temps en temps, le cancer bloquera la vidange rénale. Tous ces problèmes s'amélioreront, souvent complètement, après le traitement.

Traitement hormonal

Il y a plus de 50 ans, un urologue américain appelé Charles Huggins a découvert que s'il pratiquait l'ablation des testicules des chiens atteints du cancer de la prostate, le cancer régressait. Il a alors effectué la même opération sur quelques patients et a donné à d'autres des hormones femelles, et a constaté que la maladie répondait de la même manière. C'était l'un des exemples les plus précoces d'un traitement efficace pour un cancer qui avait repris après une chirurgie. C'était tellement important qu'Huggins a reçu le prix Nobel de la médecine.

Le traitement hormonal est toujours ce qu'il y a de plus efficace pour traiter un cancer prostatique avancé, même s'il existe maintenant de nouvelles manières de faire.

La prostate grossira et fonctionnera seulement si elle reçoit des quantités normales d'hormones mâles (androgènes). Il y a différents androgènes mais le plus important est la testostérone. Le cancer de la prostate ne peut pas se développer sans androgènes, donc si on le prive de ces hormones, il réduit et parfois disparaît. La testostérone est produite à partir des testicules en

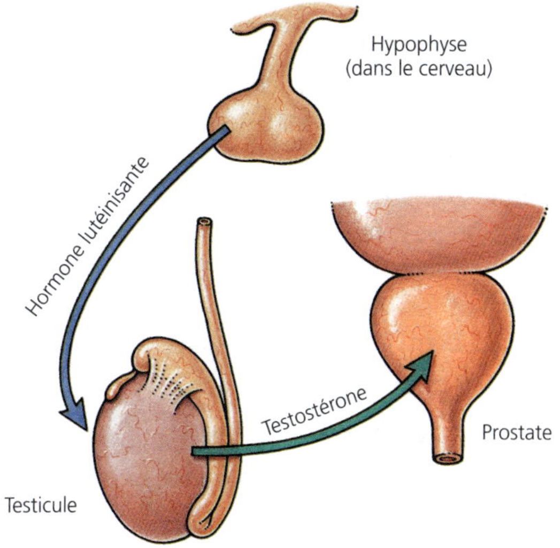

La croissance de la prostate est contrôlée par la testostérone produite dans les testicules en réponse aux signaux de l'hypophyse située dans le cerveau.

réponse à une hormone qui vient de l'*hypophyse*, une petite glande située à la base du cerveau.

Comme les médecins et les scientifiques commençaient à comprendre le phénomène, ils ont également développé de nouvelles méthodes de traitement hormonal. Nous avons maintenant beaucoup plus de choix que ce qu'avait le Dr Huggins dans les années 1940. On peut empêcher les testicules de produire l'hormone par chirurgie, en enlevant la partie qui la sécrète (ou le testicule entier), ou par des médicaments.

Il existe aussi des médicaments qui agissent comme barrières entre la tumeur et les androgènes. Ils empêchent les androgènes de stimuler les cellules tumorales sans réduire la quantité d'androgène dans le sang.

Choix du traitement

D'une manière générale, ces différents traitements ont le même effet sur la tumeur. Le choix réside plus sur la façon dont il est administré et sur ses effets secondaires. Maintenant, si un traitement ne convient pas à une personne, on peut en essayer un autre. Quant à la décision à prendre entre une chirurgie et une radiothérapie pour un cancer précoce, l'avis du patient sera primordial, et il est donc important qu'il connaisse toutes ses options. Il peut avoir :

- une opération qui enlève tout et il n'a plus besoin de s'inquiéter de prendre un traitement;
- une injection une fois par mois ou tous les trois mois;
- des comprimés.

Étant donné que les traitements hormonaux ou médicamenteux fonctionnent seulement quand ils sont ingérés, les injections ou les comprimés devront être pris indéfiniment.

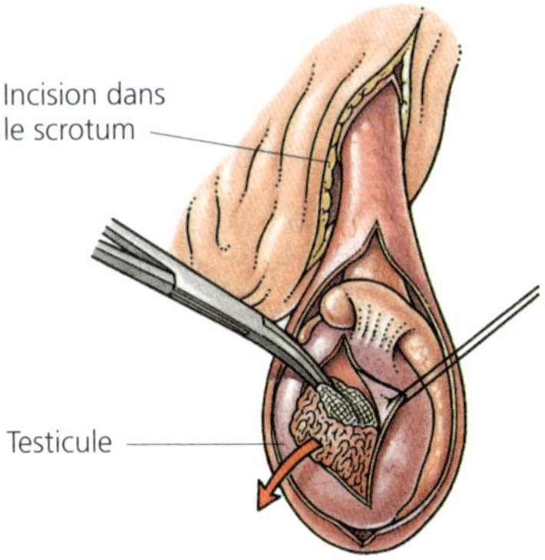

Orchiectomie subcapsulaire.
Il faut inciser chaque testicule et enlever le tissu actif.

Opération et traitement par injection

L'opération classique s'appelle une *orchiectomie sub-capsulaire* et implique de faire une incision dans chaque testicule et d'enlever le tissu actif interne pour qu'il ne produise plus de testostérone. De temps en temps, l'ablation totale du testicule sera recommandée.

Les injections sont celles de médicaments *analogues à l'hormone gonadolibérine (anti-GnRH)* – par exemple, goséréline (Zoladex), leuproréline (Prostap SR) ou triptoréline (Decapeptyl SR). Ces injections inhibent la production de testostérone des testicules; elles ont des effets très similaires à ceux d'une opération.

Ces injections étaient jusque-là faites chaque mois, mais il en existe maintenant dont l'action dure au moins trois mois; dans le futur, on s'attend à pouvoir avoir une seule injection par an. Un médicament similaire, la buséréline (Suprecur), peut être administré par instillation nasale, mais il n'est pas tellement utilisé pour traiter la prostate.

Que le traitement soit une opération ou une injection trimestrielle, le taux de l'hormone mâle est réduit et la plupart des patients constatent une perte de leur activité sexuelle – troubles de l'érection et de libido. Parfois ces symptômes ne se manifestent pas, et on ne sait pas pourquoi. C'est un bonus et cela ne signifie pas que le traitement n'est pas efficace.

Les bouffées de chaleur, très similaires à ce que les femmes éprouvent pendant la ménopause, sont un autre problème. Il s'agit d'une élévation subite de la température corporelle ou de suées subites. Bien qu'assez courantes, les hommes n'en souffrent pas trop et la condition tend à s'améliorer. Si les bouffées de chaleur sont plus importantes, un traitement est disponible. Il est essentiel de se rendre compte qu'elles sont un effet secondaire du traitement et non un signe de la progression du cancer.

L'opération, tout comme le traitement par injection, réduit la taille des testicules. Comme ils sont associés à la virilité, il est normal de penser que ce type de traitement implique la « castration ». Cependant, la plupart des patients atteints d'un cancer prostatique avancé se sentent tellement mieux dès le début du traitement que cela ne les inquiète pas trop.

La perte de la « virilité » issue de la testostérone cause parfois fatigue et lassitude. Certains hommes prennent aussi du poids et il est prouvé que ce gain de poids se fait aux dépens de la masse musculaire. Le côté sombre de l'arrêt de la production de la testostérone est qu'elle semble, à long terme, entraîner une faiblesse ou un amincissement des os, comme cela se produit chez les femmes après la ménopause. D'une manière générale, les avantages du traitement sont de loin supérieurs aux effets secondaires potentiels, et le médecin les aura à l'esprit lorsqu'il donnera son avis. À cause de ces effets secondaires, il est parfois recommandé de retarder le traitement jusqu'à ce qu'il soit indispensable.

Différences entre l'opération et les injections

Bien que l'opération et les injections aient des effets très similaires à la longue, on voit des différences dès le début du traitement. L'orchiectomie est une opération assez mineure, mais elle implique une hospitalisation, une anesthésie générale et elle est douloureuse pendant plusieurs jours. Des complications mineures telles que meurtrissure, gonflement ou infection de la plaie, ne sont pas inhabituelles.

Les résultats de l'opération sont immédiats et parfois les symptômes sont déjà améliorés au réveil du patient. Les résultats des injections sont plus lents; pendant les premières semaines le traitement induit en fait une augmentation de la quantité de testostérone, ce qui peut faire avancer un peu le cancer. Pour cette raison, on donne souvent des comprimés d'un autre type de traitement hormonal pendant quelques semaines, commençant plusieurs jours avant la première injection.

Traitement sous forme de comprimés

Il sera prescrit si le patient préfère ce type de médecine. S'il souhaite vraiment éviter la perte de sa fonction sexuelle, il peut prendre un *antiandrogène* qui agit en annulant l'effet de la testostérone sur la tumeur sans en réduire le taux dans le sang. Trois médicaments de ce type sont actuellement sur le marché : le flutamide (Drogenil) et le nilutamide (Anandrone), disponibles depuis un certain temps – ils ont tendance à avoir plus d'effets secondaires que d'autres formes de traitement, dont des troubles gastro-intestinaux. Le bicalutamide (Casodex) est plus récent et semble avoir moins d'effets secondaires.

L'acétate de cyprotérone (Cyprostat) est aussi souvent prescrit. Outre bloquer les effets de la testostérone sur la prostate, il en réduit aussi les niveaux, car il est similaire aux hormones femelles. Jusqu'à récemment, la posologie était de six comprimés par jour, mais on trouve maintenant des dosages plus élevés. Dans de rares cas, il peut endommager le foie et, à l'instar de tous ces types de traitements, il doit être soigneusement supervisé.

À une certaine époque on utilisait des œstrogènes comme le stilbœstrol, mais elles causent le gonflement des seins, et surtout elles peuvent avoir de sérieux effets sur le cœur. On peut cependant les utiliser sans danger à très petites doses, mais la plupart des patients traités avec des comprimés prennent l'un des autres types de médicaments.

Il y a d'autres manières d'administrer l'hormonothérapie et de meilleurs traitements sont sûrement à venir. Les traitements mentionnés ici sont actuellement les plus courants.

Blocage combiné des androgènes

On a récemment découvert qu'on pouvait réduire plus efficacement l'hormone mâle en utilisant une combinaison de médicaments. La raison est que les glandes surrénales sécrètent également des hormones mâles et qu'elles ne sont pas affectées par l'orchiectomie ou l'anti-GnRh. Que ce traitement plus intense améliore réellement des résultats ou non est grandement débattu par des spécialistes. Des preuves indiquent que oui, au moins dans certaines circonstances, et quelques patients la reçoivent. Malheureusement, il est plus compliqué et cause plus d'effets secondaires.

Radiothérapie

Si le cancer s'est métastasé aux os et est douloureux, la radiothérapie sera très efficace et agira relativement rapidement. Parfois, il faut une série de traitements, habituellement 10, effectués en soins ambulatoires ou en hospitalisation. Parfois un seul suffit. Il y a généralement peu de problèmes à part un léger trouble gastro-intestinal.

Une autre méthode d'administrer la radiothérapie aux os est d'utiliser du *strontium-89* (Metastron). Il se fixe au niveau des métastases osseuses et envoie une irradiation très intense mais localisée et sûre. Il est administré en soins ambulatoires par une simple injection, puis il faut prendre quelques précautions minimes liées aux radiations pendant un jour ou deux. Bien que le strontium-89 soit l'isotope le plus couramment utilisé à cette fin, il en existe d'autres sur le marché.

Notez que c'est le strontium-90 qui a causé tant d'inquiétude concernant les retombées radioactives – le strontium-89 est un type de strontium totalement différent en ce qui concerne son rayonnement et il n'a pas les mêmes effets nocifs.

Chimiothérapie

Dans le passé, les médicaments anticancéreux ont été moins utilisés pour le cancer de la prostate que pour d'autres tumeurs. Ils semblaient inefficaces, et beaucoup de patients étaient âgés et souvent en trop mauvais état de santé pour les tolérer. Cependant, certains médicaments se sont récemment avérés bénéfiques, et la chimiothérapie est maintenant utilisée plus souvent. La raison en est en partie que le test d'APS (voir p. 50) aide les médecins à diagnostiquer une rechute de la maladie à ses débuts, et que le traitement peut commencer quand il est susceptible d'être le plus efficace.

Traitements nouveaux et futurs contre le cancer de la prostate

La recherche intensive des raisons pour lesquelles les cellules deviennent cancéreuses amène des traitements qui interfèrent avec le processus du cancer, et certains d'entre eux seront bientôt sur le marché. Il faut souligner que bien que ces traitements soient efficaces, ce ne sont pas des percées extraordinaires et ils ne remplaceront pas les traitements conventionnels décrits plus tôt dans ce chapitre. Ils aideront cependant les patients qui n'ont pas eu de succès avec les plus anciens ou dont les effets s'amenuisent

Les développements prometteurs futurs incluent la *thérapie génique* dans laquelle la génétique de la cellule cancéreuse est modifiée. Ce type de traitement pourrait être utilisé pour réparer les dommages aux gènes qui produisent le cancer, pour introduire des gènes ou des molécules similaires qui tuent les cellules ou arrêtent leur croissance, ou pour rendre les cellules plus sensibles aux médicaments ou à d'autres substances qui les détruiront. Le cancer de la prostate peut être une forme particulièrement propice de la maladie pour ces traitements, parce que certains d'entre eux doivent être injectés directement dans la tumeur, ce qui est facile à faire dans la prostate (voir « Radiothérapie – curiethérapie », p. 63). Une autre approche prometteuse est *l'immunothérapie* où des anticorps ou cellules immunisées sont produites contre les cellules tumorales.

Prévention du cancer de la prostate

Bien que le traitement du cancer s'améliore, il serait mieux de l'empêcher d'apparaître. Le meilleur exemple de prévention est d'arrêter de fumer. Les Japonais sont bien moins enclins à ce type de cancer que les Occidentaux, mais le fait de venir vivre aux États-Unis augmente leur risque de le développer. Il semblerait qu'il y ait un lien avec la manière de s'alimenter. Un régime riche en graisses animales induit un plus grand risque de cancer de la prostate, alors que certaines vitamines et autres nutriments ont un effet protecteur. Et, ce qui est plus important, les produits du soja dans l'alimentation japonaise agissent comme une hormone femelle douce (appelée phytoœstrogène).

Le finastéride, un médicament utilisé pour traiter l'hyperplasie prostatique bénigne (voir p. 11), réduit l'activité de l'hormone mâle dans la prostate, et de ce fait pourrait influer sur le développement du cancer. Les résultats d'une étude dans laquelle 18 000 hommes ont pris du finastéride ou un placebo (voir p. 88) pendant 7 ans ont récemment été publiés. Le nombre des patients à développer le cancer a été réduit d'un quart. Toutefois, cette réduction a été observée parmi ceux dont la tumeur avait été détectée de façon précoce lors d'une biopsie, et la manière dont le finastéride affecte les hommes qui développeront réellement des symptômes ou mourront du cancer n'est pas claire. Bien que le nombre de cancers de la prostate ait été moindre, on ignore actuellement si le nombre des tumeurs dites à haut score (voir « score de Gleason », page 52), les plus dangereuses, a augmenté. L'importance de ces résultats n'est pas très claire, et il est trop tôt pour recommander l'utilisation du finastéride comme traitement préventif. Les hommes qui en prennent déjà ne devraient pas s'inquiéter; il ne leur fera pas de mal. D'autres substances susceptibles de prévenir le cancer de la prostate sont actuellement à l'examen.

POINTS CLÉS

- Le cancer prostatique peut être traité par chirurgie, radiothérapie ou hormonothérapie.
- L'ablation de toute la prostate (prostatectomie radicale) est possible quand le cancer est limité à l'intérieur de la prostate.
- La radiothérapie est une alternative à la prostatectomie radicale, et peut traiter une tumeur trop avancée pour la chirurgie.
- Le traitement hormonal est utile pour la maladie prostatique avancée.

Prostatite

Prostatite aiguë

La prostatite est une inflammation de la glande prostatique, généralement d'origine infectieuse, qui peut se produire à n'importe quel âge. Une *prostatite aiguë* peut inclure des symptômes de cystite – infection urinaire causant des mictions fréquentes avec une sensation de brûlure – bien que ce soit une maladie qui affecte plutôt les femmes. Le patient pourra avoir une forte fièvre et la sensation d'être malade. Chez un homme plus âgé qui souffre aussi d'HPB, tous les symptômes peuvent s'aggraver, et il arrive que la prostatite cause une rétention d'urine.

Parfois une *épididymite* – infection du testicule – vient compliquer les choses, car ses symptômes peuvent éclipser ceux de la prostatite. À l'instar de la cystite, la prostatite est traitée avec des antibiotiques, mais il faut être vigilant, car la prostate ne répond pas très bien aux antibiotiques et certains ne fonctionneront pas correctement. Si on suspecte une infection de la prostate, l'antibiotique à employer est un *quinolone* – par exemple, ciprofloxacine (Ciproxin), ofloxacine (Tarivid), norfloxacine (Utinor). Il est important de prendre l'antibiotique suffisamment longtemps pour se débarrasser complètement de l'infection, ce qui signifie souvent plusieurs semaines de traitement; il est également important de le prendre jusqu'au bout, même après la disparition des symptômes, afin de prévenir la réapparition de l'infection.

Il faut boire abondamment et bien se reposer lorsque les symptômes sont violents. Éviter les rapports sexuels est probablement judicieux, mais les patients n'y sont de toute façon pas très enclins dans ces moments-là ! Une fois l'infection enrayée, des rapports fréquents seront bénéfiques, car à chaque orgasme le fluide de la prostate rincera ce qu'il en reste. Si un abcès se développe, ce qui est rare, le pus sera retiré lors d'une opération similaire à une RTUP.

Prostatite chronique

Ceci peut mener à des apparitions occasionnelles des symptômes de cystite ou causer une douleur plus chronique dans le bas-ventre, les testicules, l'entrejambe et même dans le rectum. Il peut être très difficile de diagnostiquer une prostatite chronique, car les symptômes qu'elle produit peuvent être dus à toutes les sortes de conditions qui ne concernent pas nécessairement la prostate. S'ils sont causés par la prostatite, la prostate sera sensible au toucher. Le médecin pourra essayer de cultiver des bactéries à partir du fluide prostatique, que l'on obtient par un massage de la prostate ou via un échantillon de sperme.

Parfois la prostate est enflammée, mais ne semble pas être infectée par une bactérie. La cause de ce type de prostatite n'est pas vraiment comprise, mais les symptômes sont parfois soulagés par des anti-inflammatoires comme l'ibuprofène (Brufen, Nurofen) ou l'indométhacine) (Indocid), l'un des multiples médicaments similaires.

Prostatodynie

La *prostatodynie* a des symptômes similaires à ceux de la prostatite. Elle provient apparemment de spasmes du muscle de la prostate, et les hommes qui en souffrent sont soulagés par les alpha-bloquants qui sont utilisés dans l'HPB (p. 41). Les conditions causées par un spasme musculaire sont souvent aggravées par l'anxiété et le stress, et certains hommes constatent que leurs symptômes se produisent fréquemment quand ils ont des difficultés au travail. Se faire du souci sur sa condition peut aussi faire empirer les choses. Il est donc conseillé de faire examiner sa prostate pour savoir si tout va bien et être rassuré. Il est très inhabituel qu'une douleur dans la prostate soit provoquée par un cancer.

Autres causes des symptômes

Rappelez-vous qu'il peut être très difficile de diagnostiquer une prostatite, et que ses symptômes ne sont pas très spécifiques. Votre médecin vous référera à un urologue pour vérifier si vous avez une prostatite, mais s'il ne trouve rien, il vous enverra peut-être voir un autre spécialiste pour être sûr que vos symptômes n'ont pas une autre cause. C'est pourquoi les spécialistes préfèrent maintenant utiliser le terme « syndrome de douleur pelvienne » plutôt que « prostatite ».

POINTS CLÉS

- L'inflammation de la prostate (prostatite) peut être provoquée par une infection.
- Le traitement se fait habituellement avec des antibiotiques.

Amélioration des traitements

Ce livre montre clairement qu'il y a eu beaucoup de nouveaux développements dans la gestion des troubles de la prostate. Étant donné que l'HPB est si courante, trouver une manière de la prévenir serait un grand pas en avant dans l'amélioration de la santé des hommes. En fait, il semblerait qu'on puisse déjà le faire, car le finastéride semble être meilleur pour prévenir l'HPB que pour la traiter une fois déclenchée. Hélas ! pour une prévention efficace il faudrait que tous les hommes commencent à le prendre à partir de 40 ans et continuent pour le reste de leur vie. Pour une maladie qui est dans la plupart des cas un ennui plutôt qu'un péril, ce n'est pas pratique et notre système de santé national exsangue n'en a pas les moyens.

De nouveaux médicaments plus efficaces sont constamment recherchés et les technologies comme la thermothérapie et le laser s'améliorent; un jour viendra où les RTUP et autres opérations de la prostate seront « obsolètes », mais ce ne sera probablement pas dans un avenir immédiat.

Le cancer de la prostate est une maladie très sérieuse. Si les traitements étaient plus simples et plus faciles que l'ablation de la glande ou la radiothérapie, il serait beaucoup plus facile d'aborder la maladie par son dépistage précoce. Nous commençons à en savoir un peu plus sur les causes du cancer prostatique et nous pouvons le diagnostiquer à un stade précoce, et savons que la plupart des cancers diagnostiqués se développeront très lentement et ne seront pas forcément dangereux. Si les cancers dangereux pouvaient être identifiés, le traitement pourrait être concentré sur les patients qui en souffrent, et nous pourrions éviter aux autres de subir des traitements susceptibles de ne pas être bénéfiques pour eux et de leur faire plus de mal que de bien. Les causes du cancer de la prostate commencent à être plus connues et, comme nous l'avons vu à la page 81, nous devrions trouver des moyens de le prévenir dans le futur.

Tests cliniques

De nombreuses nouvelles méthodes de traitement de l'HPB et du cancer sont testées actuellement, qui ne peuvent se faire qu'avec l'aide des malades. On appelle cela des *tests cliniques*. Ils sont essentiels pour démontrer si un nouveau traitement fonctionne vraiment et qu'il est sûr. Si vous avez une affection de la prostate, vous pouvez être invité à participer à un test clinique. Habituellement, ce sera pour suivre un traitement qui a déjà été intensivement testé et qui est donc quasiment sûr, et il y a de fortes chances pour qu'il soit bénéfique. En effet, faire partie de tests cliniques est parfois la seule manière d'être traité avec un nouveau médicament prometteur.

La plupart des tests sont d'un type appelé *essais randomisés en double aveugle*. Ils comparent deux traitements différents ou un traitement par rapport à un placebo. La comparaison n'est valable que si le traitement administré est choisi par hasard ou *randomisation*, de sorte que l'interprétation des résultats est faite sans préjugés, car ni les patients ni les médecins qui participent aux tests ne savent quel patient prend quel traitement – mais si, pour une raison quelconque, ils ont besoin de le savoir, ils peuvent facilement le découvrir.

Pourquoi un placebo est-il nécessaire ? Le simple fait de voir un médecin et d'obtenir de l'attention a tendance à nous faire sentir mieux. Cet effet placebo se rencontre beaucoup dans les tests d'HPB. Ceci peut venir du fait que l'attention que les patients reçoivent les rassurent sur leur maladie et un des bénéfices est que le muscle de la prostate se détend. Les patients qui reçoivent seulement le placebo non seulement ressentent moins de symptômes mais leur débit sanguin s'améliore généralement; il est donc très important de comparer des médicaments à un placebo pour être sûr que c'est vraiment le médicament qui améliore les choses.

Si vous participez à un de ces tests, vous recevrez certainement beaucoup d'attention. Cela signifie aussi aller souvent à l'hôpital, ce qui n'est pas facile pour tout le monde. L'inconvénient principal est qu'on vous fera beaucoup de prises de sang – si vous ne supportez pas les aiguilles, ces tests ne sont pas pour vous.

Avant qu'un test commence dans un hôpital, il aura été soigneusement évalué par un comité d'éthique régional ou par celui de l'hôpital pour s'assurer qu'il est sûr et approprié. On vous expliquera exactement comment ça marche, verbalement par un médecin et par écrit, et votre participation sera entièrement volontaire. N'y participez pas juste pour faire plaisir au médecin. Personne ne vous en voudra si vous dites non et vous obtiendrez toujours le traitement dont vous avez besoin. La plupart des patients qui participent à des tests les apprécient et constatent souvent qu'ils retirent des bienfaits du traitement.

Soins partagés

Beaucoup de maladies sont traitées à la fois par des spécialistes à l'hôpital et par les généralistes. Les patients qui ont du diabète et de l'hypertension y sont habitués. Jusqu'à récemment, le seul véritable traitement de l'HPB, la maladie prostatique la plus courante, était l'opération. Cela signifiait une référence à un urologue et le malade sortait du domaine du généraliste, sauf si le problème était mineur et qu'il ne demandait aucun traitement. Voir un urologue est évidemment ce que le patient doit faire, et cela même si le généraliste s'occupe de lui.

Avec l'avènement des médicaments, le traitement des troubles prostatiques a changé. Les hommes ont moins envie de supporter leurs symptômes qu'avant; ils vivent plus longtemps et, par conséquent, il y a beaucoup plus d'hommes âgés qui ont des ennuis de prostate qu'avant. Le gouvernement a également changé la manière dont fonctionne le système de la santé, et les généralistes ont avantage à offrir plus de soins et une assistance médicale. Les formes mineures d'HPB peuvent être traitées par des médicaments, et un urologue n'a plus besoin de voir chaque patient. Celui-ci doit par contre être soigneusement examiné avant de commencer un traitement, pour être sûr que les médicaments sont adéquats et qu'il n'y a pas de conditions graves ou de cancer qui devrait être traité par un urologue.

Les généralistes sont ravis de cet état de fait et beaucoup de centres de santé sont maintenant équipés de machines pour tester l'écoulement des urines, de sorte que la plupart des tests importants peuvent être faits par le généraliste. La plupart du temps, il demandera les résultats des tests qu'il ne peut pas faire lui-même. Beaucoup d'hôpitaux installent des « cliniques d'HPB à accès ouvert » où le patient peut aller faire les tests sans voir un urologue. Comme nous l'avons vu dans le chapitre « Investigation de la prostate » (p. 20), ces cliniques ont maintenant du personnel particulièrement qualifié qui pratique également le toucher rectal de la prostate.

Après avoir été étudiés à l'hôpital, les résultats des tests sont envoyés au généraliste accompagnés de conseils. Toute preuve de cancer sera relevée et le patient sera vu promptement par l'urologue responsable de la clinique.

Ce système a beaucoup d'avantages pour le patient.

- Il sera vu plus rapidement – la plupart des cliniques offrent des rendez-vous dans le mois.
- Dans une clinique où ne vont que les hommes qui ont une maladie de la prostate, tout est fait plus efficacement.
- Le personnel est bien informé sur le problème et a plus de temps pour renseigner et répondre aux questions.
- Beaucoup d'hommes se sentent plus à l'aise pour aborder un problème un peu embarrassant dans une clinique privée avec un généraliste qu'ils connaissent depuis des années qu'auprès d'un spécialiste inconnu dans un hôpital.

C'est un nouveau développement dans le système des soins de santé, et beaucoup de ces cliniques ouvertes ont été créées récemment. Il est difficile de prévoir l'avenir, mais les grands centres de santé pourraient commencer à ouvrir leurs propres cliniques soit avec un urologue consultant, soit avec un associé d'une clinique spécialisée, pour traiter l'HPB et d'autres maladies urinaires.

Les patients devraient être rassurés; ces changements ne peuvent qu'améliorer les soins prodigués et ils reflètent une plus grande conscience de l'HPB.

POINTS CLÉS

- Des efforts certains sont faits pour découvrir de meilleurs traitements pour les troubles de la prostate.
- Les tests cliniques sont essentiels pour démontrer qu'un traitement fonctionne vraiment et est sûr.

Questions et réponses

Pourquoi l'hyperplasie prostatique bénigne (HPB) et le cancer de la prostate se produisent-ils seulement chez les hommes plus âgés ?

La prostate grossit pendant toute la vie d'adulte, sous l'influence des hormones mâles. Vers 50 ans, des changements surgissent dans la manière dont le corps produit et gère ces hormones, ce qui semble causer une croissance plus rapide qui s'appelle l'HPB. Ces changements hormonaux peuvent induire le cancer de la prostate, mais les personnes âgées souffrent souvent de tas d'autres sortes de cancer. C'est probablement parce que ce qui cause le cancer prend de nombreuses années pour créer un effet.

Pourquoi est-ce que tous les gens atteints d'HPB n'ont pas tous des symptômes ?

Nous ne comprenons pas encore bien ce fait. Une petite prostate peut causer de très mauvais symptômes et des hommes avec une prostate énorme peuvent n'avoir pratiquement aucun trouble. Cela dépend en partie du degré d'écrasement de l'urètre par la prostate et à quel point la vessie peut faire face à une obstruction. Quoi qu'il en soit, tout est relatif. Il y a sans doute très peu d'hommes âgés qui ne soient pas un peu affectés, mais beaucoup ont des symptômes si mineurs et cela se développe si lentement qu'ils ne les remarquent pas.

La maladie de la prostate peut-elle causer une maladie chez le conjoint ?

Non. L'HPB est spécifique à la prostate et ne peut pas survenir chez une femme, et elle n'est pas causée par quoi que ce soit qui puisse être transmis sexuellement. Il en va de même du cancer prostatique. Par contre, la prostate peut être affectée par une infection sexuellement transmissible, mais c'est rare, et la prostatite n'entraîne aucun risque pour le partenaire, ni n'est transmise lors d'un rapport sexuel.

Je vois parfois du sang dans mon sperme – est-ce un signe d'une maladie prostatique ?

Le sang dans le sperme est tout à fait courant, mais on ne le remarque pas toujours. À la différence du sang dans les urines, c'est rarement un signe de maladie grave. Il peut être comparé à un saignement de nez. À l'instar du nez, cela se produit parfois à plusieurs reprises pendant une petite période de temps, puis ça s'arrête. Du sang dans le sperme, comme un saignement de nez, est inoffensif. Ils seront très rarement le signe d'une maladie affectant le sang, d'une hypertension ou le résultat d'une affection locale qui cause le saignement. De temps en temps, le sang dans le sperme est associé à de petits calculs dans la prostate, ce qui complique parfois la prostatite. Bien que l'HPB et le cancer de la prostate puissent causer des saignements, ceux-ci se voient habituellement dans les urines.

Le sang dans le sperme n'est pas quelque chose d'inquiétant, mais si cela se produit à plusieurs reprises, il est judicieux de passer un examen.

Puis-je faire quelque chose pour réduire le risque d'une maladie prostatique ?

Il n'y a pas grand chose que vous puissiez faire pour empêcher l'HPB. Cependant, si vous avez de petits ennuis, vous pouvez les empêcher d'empirer en faisant preuve de bon sens. Il est important de boire beaucoup. Buvez sur toute la journée – si vous risquez de vous réveiller la nuit, réduisez un peu la dose en soirée et ne buvez pas trop de thé, de café ou de bière juste avant d'aller vous coucher. Évitez d'attendre longtemps avant d'aller uriner, assurez-vous de vider votre vessie à intervalles réguliers. D'autre part, si vous trouvez que vous y allez un peu trop, contrôlez-vous – l'habitude d'uriner plus souvent que nécessaire est facile à prendre et fait empirer les choses.

En ce qui concerne le cancer prostatique, un certain nombre de tests de diverses mesures, dont le traitement médicamenteux, sont en cours pour voir s'il peut être prévenu. Nous commençons également à comprendre l'impact que peut avoir l'alimentation. Il semblerait que les aliments gras augmentent le risque. Certains légumes, dont les tomates et les produits du soja, semblent avoir un effet protecteur. En général, une « alimentation saine » – beaucoup de fruits et de légumes, pas trop de gras ou de viande – ainsi que des soins de santé généraux réduiront les risques de cancer. Comme il peut prendre de nombreuses années à se développer, plus tôt vous appliquez cela, mieux ça vaut. Vous trouverez plus de détails sur la prévention à la page 82.

Je viens juste d'avoir une prostatite. Cela signifie-t-il que j'aurai des troubles de la prostate quand je serai vieux ?

Pas vraiment. La prostatite ne cause pas d'HPB ou de cancer. Mais comme les troubles de la prostate sont courants, vous en aurez peut-être.

J'ai parfois une douleur dans les testicules. Est-ce dû à une maladie prostatique ?

La douleur dans les testicules est un symptôme très commun dont la cause est inconnue et qui disparaît sans traitement. Les testicules sont parfois un peu sensibles, et cette sensibilité semble augmenter à certains moments sans raison spécifique. Les hommes qui ont eu une vasectomie ressentent un certain inconfort. Comme les canaux des testicules entrent dans la prostate, il est possible qu'une infection s'y propage.

Un gonflement très douloureux de l'épididyme qui se trouve sur le testicule, ou épididymite, se produit parfois chez les hommes avec HPB ou lors d'une crise de prostatite. Si vous sentez une masse dure dans le testicule, ce peut être une tumeur et vous devriez le signaler immédiatement à votre médecin.

Mon père est mort du cancer de la prostate. La même chose risque-t-elle de m'arriver ?

Pas nécessairement. Cependant, il semble y avoir un type de cancer prostatique héréditaire. Si deux parents proches (ou plus) ont eu ce cancer, particulièrement quand ils étaient assez jeunes, cela vaut la peine de faire examiner votre prostate de temps en temps à 45 ou 50 ans.

J'ai entendu dire qu'il existait une phytothérapie disponible en pharmacie – n'est-ce pas préférable à une opération ou à la prise de médicaments ?

Il y a de nombreux traitements à base de plantes qui apparemment soignent la maladie de la prostate. Bien que peu utilisés au Royaume-Uni, ils sont très populaires dans certains pays européens. En fait, le Worldwide Fund for Nature est inquiet, car une espèce d'arbre a presque disparu parce que son écorce est présumée être un traitement efficace de l'HPB.

La plupart de ces traitements n'ont pas été correctement testés. S'ils fonctionnent, ce peut être juste l'effet placebo (voir p. 89).

Il n'y a aucune raison pour laquelle les plantes ne pourraient pas créer des substances qui agissent un peu comme les médicaments prescrits pour l'HPB. Cependant, ces substances végétales peuvent avoir autant d'effets secondaires, sinon plus, et donc ne pas être « plus sûres ». Si vous voulez essayer des comprimés pour aider votre prostate, vous devriez demander à votre médecin des informations sur l'un des médicaments décrits dans les pages 39 à 43. Ils ont fait leurs preuves et ils sont sûrs.

J'ai 50 ans. Si je suis si sûr d'avoir des ennuis de prostate, ne devrais-je pas avoir une opération tout de suite pour éviter cela ?

Non ! Une résection transurétrale de la prostate (RTUP) enlève seulement une partie de la prostate et vous risquez toujours de développer une HPB ou un cancer quelques années après. Les complications comme un rétrécissement urétral pourraient se produire et être encore plus ennuyeux. En outre, vous auriez une éjaculation rétrograde pour le restant de vos jours.

On m'a envoyé faire des tests prostatiques dans une clinique gérée par une infirmière. J'ai entendu dire qu'elle pourrait faire le toucher rectal. N'est-ce pas quelque chose que seul un médecin devrait faire ?

Des infirmières particulièrement qualifiées sont employées de plus en plus pour faire les tests requis dans les examens de la prostate. Comme elles sont spécialisées, elles sont très bonnes pour faire ces tests. Presque tout ce qui est fait dans une clinique de ce type est fait par des infirmières dans d'autres secteurs. Avoir un médecin disponible pour faire un toucher rectal est un gaspillage de ressources. Si une infirmière examine la prostate (et c'est encore assez inhabituel), ce sera seulement après une formation intensive – tout comme elle serait formée, par exemple, pour mesurer la tension artérielle. L'infirmière le fera régulièrement chaque semaine, alors que les médecins qui ne travaillent pas dans les services d'urologie ne le font que de temps en temps. Si vous estimez qu'une infirmière ne devrait pas faire ça à un patient masculin, que pensez-vous de la mise de suppositoires dans le rectum, qui est un soin très traditionnel et n'est pas vraiment différent ?

Est-ce qu'une opération de la prostate me rendra stérile ?

La plupart des hommes subissent des opérations de la prostate à un âge où leur conjointe ne peut plus avoir d'enfants, donc où les problèmes de fertilité et le besoin de contraception n'existent plus autant. L'ablation totale de la prostate, comme dans une prostatectomie radicale pour un cancer, causera inévitablement une infertilité et après une telle opération, la contraception n'est plus nécessaire. Une RTUP ou une prostatectomie ouverte faite pour une maladie bénigne réduira la fertilité, surtout s'il se produit une éjaculation rétrograde (voir p. 38). Toutefois, l'infertilité n'est pas inévitable et si pour une raison quelconque vous avez utilisé des contraceptifs avant votre opération, vous devriez continuer à le faire après.

Histoires de cas

Cas 1

Un homme de 68 ans a eu une RTUP pour une HPB il y a quelques années, mais il se met à développer d'autres symptômes. À l'examen, sa prostate est petite mais très dure, et une biopsie indique la présence d'un cancer. Le traitement suggéré est une radiothérapie de la prostate, mais un scanner des os montre des métastases dans la colonne vertébrale. Ces derniers ne lui occasionnent aucun symptôme et comme il va bien et que sa prostate ne lui cause pas d'ennuis, il décide de ne pas faire de traitement. Il sait qu'il doit être étroitement surveillé et il voit l'urologue tous les deux mois pour une mesure d'APS. Au cours des 15 mois suivants, le niveau d'APS augmente lentement et des troubles prostatiques se déclenchent. Bien que le scanner des os n'ait pas évolué, il décide de suivre un traitement hormonal. Comme il ne veut pas devenir impuissant, il prend du flutamide. Ses symptômes s'améliorent et, en trois mois, l'APS est redevenu normal. Tout va bien ensuite pendant 18 mois, puis le niveau d'APS recommence à monter. Il commence alors des injections d'un anti-GnRH et le flutamide est arrêté. Aujourd'hui, il va bien et son taux d'APS est redescendu.

Cela nous en dit beaucoup sur le cancer de la prostate. Comme il se développe à l'extérieur de la prostate, subir une RTUP pour une HPB ne signifie pas qu'il ne se développera pas par la suite. Lorsque la maladie est détectée à un stade précoce, un délai dans le traitement n'est pas important. Cela réduit le risque des effets secondaires, comme le fait de choisir le bon traitement pour le patient, le flutamide, parce qu'il voulait rester sexuellement actif. L'effet du traitement hormonal n'est pas permanent et un changement de traitement est parfois bénéfique. Cet homme a eu beaucoup de chance, car il est resté en bonne santé pendant plusieurs années, ce qui montre que le cancer de la prostate, même non soigné, peut souvent être contrôlé. Comme le traitement est efficace, il est important d'aller aux rendez-vous ambulatoires. Notez la quantité de choix que cet homme a eu à propos de son traitement.

Cas 2

Un homme de 90 ans va voir un urologue parce qu'il a du mal à uriner. Sa prostate est très grosse. La mesure de son APS est presque 40 (10 fois le taux normal). Ceci est généralement un indicateur sûr de cancer de la prostate. Comme il est très âgé et pas très en forme, il est difficile de décider du meilleur traitement pour lui, et dans l'attente, il va à l'hôpital, car il a besoin d'un cathéter pour traiter sa rétention d'urine. Comme il ne peut toujours pas uriner quand le cathéter est enlevé et que sa prostate est très grosse, le médecin décide de l'enlever par une opération ouverte. La glande s'avère peser 350 g, alors que la plupart des prostates élargies pèsent entre 40 et 50 g; c'est vraiment une très très grosse prostate ! L'examen pathologique confirme que c'était une HPB sans peuve de cancer.

L'opération ouverte (voir p. 33), bien qu'un peu vieillotte, est toujours la meilleure manière de traiter une prostate très grosse. Dans l'HPB, le taux d'APS dépend de la taille de la glande. Si la glande est exceptionnellement grosse, comme celle de cet homme, l'APS sera aussi beaucoup plus élevé que normalement pour une HPB. Ce cas souligne les problèmes d'utiliser l'APS pour diagnostiquer le cancer.

Cas 3

Un homme est admis à l'hôpital pour une opération de la prostate prévue depuis plusieurs mois. Deux jours avant l'admission et pour la première fois de sa vie, il remarque du sang dans ses urines. Bien que le saignement se soit arrêté, l'urologue fait une cystoscopie approfondie de la vessie avant de commencer la RTUP et trouve une petite tumeur dans la muqueuse vésicale. Il l'enlèvera facilement lors de l'intervention.

Il n'est jamais sûr de supposer qu'un saignement vient de la prostate, même si elle a d'autres symptômes. Lorsqu'on trouve une autre cause, c'est souvent une tumeur de la vessie. C'est très courant, bien qu'il n'y ait aucune connexion entre les tumeurs vésicales et l'HPB, et beaucoup d'hommes qui ont une tumeur vésicale ont également une HPB.

Cas 4

Un homme de 65 ans se plaint de difficultés à uriner environ 6 mois après une opération cardiaque (un pontage d'artère coronaire effectué pour une angine). Sa prostate est élargie; il est donc envoyé chez un urologue pour voir si une opération est nécessaire. L'urologue fait une cystoscopie et découvre une sténose (rétrécissement) de l'urètre. Elle est incisée lors d'une urétrotomie, une petite intervention qui utilise un instrument semblable à celui employé pour une RTUP. Cela traite complètement ses symptômes.

D'autres choses peuvent causer des symptômes prostatiques, donc même si la prostate est élargie, ce n'est pas forcément la cause des ennuis. Un cathéter est employé pendant les opérations cardiaques pour s'assurer du bon écoulement des urines. L'urologue savait que cela pouvait parfois causer un rétrécissement urétral, c'est pourquoi il a conseillé la cystoscopie.

Cas 5

Deux mois après une RTUP, le patient sent ses symptômes revenir et note que ses urines sortent en rafales. Il retourne voir l'urologue, qui diagnostique un bref rétrécissement juste à l'extrémité de l'ouverture urinaire. Le canal est alors doucement élargi avec des dilatateurs métalliques (stents), à plusieurs reprises. Après cela le patient n'a plus eu d'ennuis.

Un rétrécissement sousméatal n'est pas inhabituel après une RTUP et se traite facilement. Ne désespérez pas si tout ne fonctionne pas comme sur des roulettes après une opération de la prostate. La plupart des problèmes sont simples à régler.

Cas 6

Ayant eu des symptômes prostatiques bénins pendant plusieurs années, un homme de 70 ans voit son généraliste parce que les symptômes se sont soudainement aggravés. Un test sanguin est fait, et son taux d'APS est 10 – sensiblement augmenté mais pas très élevé. Cela suggère la possibilité d'un cancer. Il voit un urologue trois semaines plus tard, qui examine la prostate, mais elle semble normale, et refait le test d'APS, qui est à 7.

C'est rassurant. Deux mois plus tard, non seulement l'APS est normal mais les symptômes du patient ont disparu.

Il est clair qu'il s'est passé dans la vie de cet homme un événement qui a affecté sa prostate, une infection banale ou un petit saignement interne suffit pour causer une meurtrissure ou un gonflement sans évidence externe de sang. Parfois une prostate élargie peut perdre une partie de sa réserve sanguine et la zone « morte » causera un gonflement provisoire. Certains urologues pensent que c'est ce qui arrive aux hommes qui ont une rétention subite alors qu'ils n'avaient aucun ennui avant. Quand quelque chose comme ça se produit, l'APS est libéré dans le sang, ce qui augmente la quantité mesurée. Une mesure d'APS haute n'est donc pas une raison pour conclure à un cancer. L'HPB pouvait aussi être la cause du taux élevé d'APS de cet homme

Cas 7

Un homme de 58 ans revient d'une soirée. Quand il urine, il ressent une violente brûlure et remarque que son jet d'urine est médiocre. Il se met à frissonner violemment. Quelques heures plus tard, sa température est à 39 °C. Il appelle son médecin qui commence un traitement avec des antibiotiques. Il se sent mieux, mais continue à avoir des difficultés à uriner. Quand il n'y arrive quasiment plus, il va voir un urologue qui lui conseille l'hospitalisation immédiate. Sa prostate était à la fois dure et tendre. Son APS était à 25 (6 fois la normale). Un cathéter a été installé et il a continué les antibiotiques. Au bout de quelques jours il a pu uriner quand le cathéter a été enlevé, mais toujours avec une certaine difficulté. Il a continué à prendre des antibiotiques. Ses symptômes se sont graduellement améliorés et son APS a chuté, mais cela lui a pris deux mois avant de redevenir normal. Quand il a eu complètement récupéré, sa prostate est redevenue molle, mais son écoulement d'urine était toujours bien au-dessous de la normale.

Cet homme a eu une prostatite aiguë grave. Même s'il ne s'en est pas rendu compte, le fait que son débit urinaire au rétablissement était réduit signifiait qu'il avait déjà eu une obstruction de la prostate et le gonflement de la prostatite a aggravé la rétention. Une prostatite aiguë peut durcir la prostate et causer des niveaux très élevés d'APS – il vaut mieux ne pas la mesurer dans une telle situation. Un APS élevé prend un bon moment pour redescendre. Il a pris des antibiotiques pendant six semaines; un arrêt de traitement trop tôt peut mener à une rechute. Il semble que la prostatite soit aussi précipitée par l'alcool.

Index

Vos pages

Nous avons inclus les pages ci-après en vue de vous aider à gérer votre maladie et son traitement.

Avant de fixer un rendez-vous avec votre médecin de famille, il serait utile de dresser une courte liste des questions que vous voulez poser et des choses que vous ne comprenez pas afin de ne rien oublier.

Certaines des sections peuvent ne pas s'appliquer à votre cas.

Soins de santé : personnes-ressources

Nom :

Titre :

Travail :

Tél. :

Nom :

Titre :

Travail :

Tél. :

Nom :

Titre :

Travail :

Tél. :

Nom :

Titre :

Travail :

Tél. :

Antécédents importants – maladies/ opérations/recherches/traitements

Événement	Mois	Année	Âge (alors)

Rendez-vous pour soins de santé

Nom :

Endroit :

Date :

Heure :

Tél. :

Nom :

Endroit :

Date :

Heure :

Tél. :

Nom :

Endroit :

Date :

Heure :

Tél. :

Nom :

Endroit :

Date :

Heure :

Tél. :

Rendez-vous pour soins de santé

Nom :

Endroit :

Date :

Heure :

Tél. :

Nom :

Endroit :

Date :

Heure :

Tél. :

Nom :

Endroit :

Date :

Heure :

Tél. :

Nom :

Endroit :

Date :

Heure :

Tél. :

Médicament(s) actuellement prescrit(s) par votre médecin

Nom du médicament :

Raison :

Dose et fréquence :

Début de l'ordonnance :

Fin de l'ordonnance :

Nom du médicament :

Raison :

Dose et fréquence :

Début de l'ordonnance :

Fin de l'ordonnance :

Nom du médicament :

Raison :

Dose et fréquence :

Début de l'ordonnance :

Fin de l'ordonnance :

Nom du médicament :

Raison :

Dose et fréquence :

Début de l'ordonnance :

Fin de l'ordonnance :

Autres médicaments/suppléments que vous prenez sans une ordonnance de votre médecin

Nom du médicament/traitement :

Raison :

Dose et fréquence :

Début de la prise :

Fin de la prise :

Nom du médicament/traitement :

Raison :

Dose et fréquence :

Début de la prise :

Fin de la prise :

Nom du médicament/traitement :

Raison :

Dose et fréquence :

Début de la prise :

Fin de la prise :

Nom du médicament/traitement :

Raison :

Dose et fréquence :

Début de la prise :

Fin de la prise :

Questions à poser lors des prochains rendez-vous

(Note : N'oubliez pas que le temps que peut vous consacrer votre médecin est limité. Il est donc préférable d'éviter les longues listes de questions.)

Questions à poser lors des prochains rendez-vous

(Note : N'oubliez pas que le temps que peut vous consacrer votre médecin est limité. Il est donc préférable d'éviter les longues listes de questions.)

Notes

Notes